全国名老中医传承系列丛书

魏自立·主审

闫凌云 邵晓旭 安晓旭·主编

魏自立

中医临床医案集

魏自立先生自幼随父习医，熟读中医经典，遍识草药，学术造诣深厚，倡导中西医结合，优势互补。擅长诊治内科杂病及妇科疾病，在诊治脾胃病方面有独到的见解。

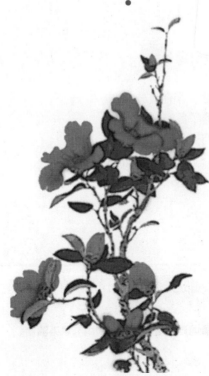

华夏出版社
HUAXIA PUBLISHING HOUSE

图书在版编目（CIP）数据

魏自立中医临床医案集 / 闫凌云，邵晓旭，安晓旭主编. -- 北京：华夏出版社
有限公司，2023.3

（全国名老中医传承系列丛书）

ISBN 978-7-5222-0361-4

Ⅰ. ①魏… Ⅱ. ①闫… ②邵… ③安… Ⅲ. ①医案－汇编－中国－现代
Ⅳ. ①R249.7

中国版本图书馆 CIP 数据核字（2022）第 119990 号

魏自立中医临床医案集

主　　编	闫凌云　邵晓旭　安晓旭
责任编辑	张晓瑜
责任印制	顾瑞清

出版发行	华夏出版社有限公司
经　　销	新华书店
印　　刷	三河市少明印务有限公司
装　　订	三河市少明印务有限公司
版　　次	2023 年 3 月北京第 1 版 2023 年 3 月北京第 1 次印刷
开　　本	787×1092　1/16 开
印　　张	7
字　　数	99 千字
定　　价	65.00 元

华夏出版社有限公司　地址：北京市东直门外香河园北里 4 号　邮编：100028
网址：www.hxph.com.cn　电话：（010）64663331（转）

若发现本版图书有印装质量问题，请与我社营销中心联系调换。

序 言

中医药是中华民族的传统瑰宝，是几千年来中国人民智慧的结晶。党的十八大以来，以习近平同志为核心的党中央对中医药传承创新发展作出一系列重大决策部署，明确指出："要遵循中医药发展规律，传承精华，守正创新，加快推进中医药现代化、产业化，坚持中西医并重，推动中医药和西医药相互补充、协调发展，推动中医药事业和产业高质量发展，推动中医药走向世界，充分发挥中医药防病治病的独特优势和作用，为建设健康中国、实现中华民族伟大复兴的中国梦贡献力量。"

为贯彻落实习近平总书记对中医药的重要论述和指示精神，切实把中医药这一宝贵财富继承发扬好，太原中西医结合医院积极响应，于2017年8月正式成立了以名老中医魏自立命名的基层名老中医专家传承工作室。经过全体人员3年的共同努力，工作室建设任务圆满完成，并著成《魏自立中医临床医案集》一书。

《魏自立中医临床医案集》由魏自立名老中医工作室弟子编写，是总结魏自立诊疗及经验传承的专著。本书选取了魏自立在临床工作中具有代表性的150例医案，涉及中医内科学肺、心、脑、脾胃、肝胆、肾、气血津液、肢体经络及外妇儿等多系统的疾病。临床医案以病为纲，记述了病例的临床表现、辨证、治法、用药和剂量，以及医案的详细分析等。大部分医案是名老中医工作室成立后收集的素材，医案体现了魏自立集各家学说于一身的辨证论治思想，充分体现了其善用经方治疗各种病证的丰富经验，具有一定的文献价值和实用意义。

　　本书将为中医临床医师提供丰富的病例资料，对今后拓展临床思路、提高诊治水平起到积极的作用。

太原中西医结合医院　院长

目　录

第一章　肺系疾病

第一节　咳嗽

医案一：

程某，男，18 岁，学生，2019 年 11 月 20 日来诊。因感冒、咳嗽、高热 3 天就诊。就诊 10 天前咳嗽痰多，3 天前突发高热持续不退，无汗，纳差，大便色黄黏稠，日 1~2 次，精神萎靡，时烦躁，体温 38℃ ~40℃，呼吸不畅，喉间痰阻，面色苍白，舌红无苔，脉虚。查体：体温 38.6℃，脉搏 102 次 / 分，两肺呼吸音粗，散在湿啰音。胸片示：右上肺片状阴影，肺炎。

中医诊断：咳嗽（风寒袭肺证）。

治法：散寒宣肺，降逆化痰。

处方：射干麻黄汤加减。

射干 9g	麻黄 6g	细辛 3g	五味子 12g
干姜 5g	紫菀 9g	法半夏 9g	大枣 4 枚

2 剂，日 1 剂，早晚分服

二诊（2019 年 11 月 22 日）：2 剂后体温正常，无烦躁，微咳不喘，喉间痰减，呼吸较畅，面色渐荣，手足心润，舌红苔少，脉缓，提示郁闭已开，治宜养阴化痰，方以沙参麦冬汤加减。

北沙参 12g	麦冬 6g	五味子 9g	紫菀 15g
法半夏 6g	枇杷叶 12g	生姜 3 片	大枣 4 枚

2 剂，日 1 剂，早晚分服

按语：患者初病，外邪犯肺，致肺气宣降失常，故咳嗽痰多；治疗不及时，外邪不解，邪气渐盛，肺气郁闭，正邪交争，故高热无汗；肺失宣降，津聚为痰，阻于气道，肺气上逆与痰相击，故喉间痰阻、呼吸不畅；热扰心神，故烦躁；痰浊上蒙，故精神萎靡；舌红无苔、脉虚为寒饮郁闭日久，化热伤津之象。方用射干消痰开结，通利咽喉；麻黄宣肺平喘，开肺气之闭；紫菀温肺止咳；半夏、干姜、细辛温散寒饮；五味子收敛肺气，并制约麻黄、细辛、半夏之过散；大枣安中扶正。二诊时体温正常，无烦躁，微咳不喘，喉间痰减，呼吸较畅，面色渐荣，手足心润，舌红苔少，脉缓，提示郁闭已开，治宜养阴化痰，以沙参、麦冬养阴扶正，五味子敛肺，紫菀、半夏、枇杷叶化痰降逆。

医案二：

李某，女，58岁，工人，2017年11月13日就诊。患者1周前出现咳嗽症状，咳少量黄黏痰，伴咽干、咽痛、鼻塞，自行口服阿莫西林胶囊，咽痛减轻，咳嗽仍不止，饮食、睡眠一般，大便稍干，小便正常。患者平素喜食辛辣，舌质红，苔薄黄，脉浮数。

中医诊断：咳嗽（风热犯肺证）。

治法：疏风清热，宣肺止咳。

处方：桑菊饮加减。

桑叶 9g	菊花 9g	薄荷 9g	连翘 12g
前胡 9g	杏仁 9g	桔梗 9g	浙贝母 12g
枇杷叶 9g	射干 9g	麦冬 12g	甘草 9g

4剂，日1剂，早晚分服

按语：冬日气温虽低，但北方室内大多温燥，加之患者平素喜食辛辣之品，素有肺热，故虽冬日却非感风寒，而为外感风热，风热之邪从口鼻而入，侵犯肺络，肺失清肃，故以咳嗽为主症。肺热伤津则见咽干咽痛；肺热内郁，蒸液成痰，则痰黏色黄。方中桑叶味甘苦性凉，疏散上焦风热，善走肺络，能清宣肺热而止咳嗽，用以为君；菊花散风热，杏仁、桔梗宣利肺气而止咳，三者共为臣药；连翘清热解毒，薄荷疏散风热，前胡、浙贝母、枇杷叶祛痰止咳，射干清热解毒、祛痰利咽，麦冬养阴生津，共为佐药；甘草调和诸药为使。

医案三：

张某某，男，85岁，农民，2017年9月27日来诊。慢性支气管炎、慢性阻塞性肺气肿10年余，咳嗽反复发作，常遇凉则发，进食油腻食物后咳痰甚多，伴有胸闷气短症状。现症见：咳嗽喘促，痰多，黏腻稠厚，色白，体倦神疲，大便时溏。

中医诊断：咳嗽（痰湿蕴肺证）。

治法：燥湿化痰，理气止咳。

处方：二陈汤加减。

半夏 10g	陈皮 10g	茯苓 15g	厚朴 10g
杏仁 6g	紫菀 9g	款冬花 9g	白前 9g
党参 10g	炒白术 10g	炙甘草 6g	紫苏子 10g

5剂，日1剂，早晚分服

按语：中医素有"脾为生痰之源，肺为贮痰之器"之说。脾主运化，或因平素脾运不健，饮食精微不归正化，变生痰浊，肺脉连胃，痰邪上干，乃生咳嗽，故用"二陈汤"为基础加减。二陈汤为治痰名方，其主要功效就是健脾燥湿化痰，是治疗各种痰证之通剂，加温降肺气之杏仁、紫菀、款冬花，治疗痰湿蕴肺之咳嗽疗效显著。患者久病脾虚，加党参、白术、炙甘草健脾固本。嘱患者慎避风寒，注意起居饮食调护，待病情平稳后可服六君子汤调理。

第二节 哮病

孙某，女，72岁，退休，2018年12月5日来诊。2013年因"哮喘持续状态1周"住院治疗，有多年病史，每年发病1~3次，每次持续1个月以上，往年多用西药治疗逐渐好转，近两三年发作频繁，尤其冬至到立春期间，稍有受凉即发作，抗生素不断升级，激素不断加量。现症见：胸闷气短，喘促，咳声低弱，咳痰清稀色白，身寒肢冷，自汗畏风，烦热口渴，面色潮红，精神欠佳，纳差眠差，舌淡苔剥脱，脉细数。体温37.3℃，胸廓呈桶状，心率73次/分，呼吸28次/分，血压118/89mmHg，两肺部可闻及哮鸣音及少量湿啰音，诊断为支气管哮喘合并肺部感染。自行口服阿莫西林并使用布地奈德气雾剂雾化，症状缓解不明显。于门诊给予头孢哌酮钠舒巴坦钠抗感染、氨茶碱解痉及甲泼尼龙静脉注射，治疗1周后，哮喘症状逐渐缓解，但仍有端坐呼吸、恶寒身冷、痰吐稀薄、喘促声低、纳呆便溏等症状，舌质淡红，苔剥脱。

中医诊断：哮病（肺气虚耗证）。

治法：补肺滋脾，益气养阴。

处方：生脉散合补肺汤加补中益气汤免煎剂。

人参 12g	黄芪 30g	冬虫夏草 15g	五味子 15g
紫菀 10g	款冬花 12g	紫苏子 12g	炒白术 12g
陈皮 12g	炙甘草 6g		

7剂，日1剂，早晚分服

3天后可平卧，哮喘完全缓解，无痰，两肺部未闻及哮鸣音及湿啰音，继服上方去紫菀、款冬花、紫苏子，黄芪加量到45g，1周后，病情稳定，哮喘未发作。嘱其出院后继服此方半月以巩固疗效，补益肺脾。

按语：病案中患者老年女性，入院诊断为哮病——肺气虚耗证，因肺为贮痰之器，脾为生痰之源，故给予补气上品人参以健脾益气，助脾运化；黄芪除补气外兼有固表作用；虫草甘平保肺；五味子酸敛收涩，既能降上逆的肺气，又可补肺气；白术、陈皮健脾理气，燥湿化痰，配炙甘草宣肺化痰止咳；上述药物对患者哮喘的发作具有预防和治疗作用。《临证指南医案·哮》曾言："若由外邪壅遏而致者，邪散则喘亦止，后不复发。此喘证之实者也。若因根本有亏，肾虚气逆，浊阴上冲而喘者，此不过一二日之间，势必危笃，用药亦难奏功。此喘证之属虚者也。"因而权衡标本，先治其标，后固其本，符合中医治则所重视的"急则治其标，缓则治其本"。待其哮喘症状缓解后，以培补摄纳改善其体质，力求达到"阴平阳秘"的状态，固卫表以抵御外邪侵袭，这正是中医所说的"正气存内，邪不可干"。在临床治疗中，魏师常以补为用，未病先防，尽可能通过对患者哮喘缓解期的体质改善来减少发作频数。

第三节　喘证

郭某，男，58岁，农民，2019年12月21日来诊。患者反复发作咳嗽、咳痰、喘息2年，每遇受凉及冬春季节发作，症状逐年加重，曾就诊于山西医科大学第一医院，行胸部CT（2017年11月19日）示：两肺下叶炎性灶，部分纤维化；右肺中叶小结节，建议3~6个月复查；慢性支气管炎改变，两肺肺气肿，肺大泡，主动脉硬化，冠状左支钙化；两肺胸膜增厚。近一周来，患者受凉后出现咳嗽、喘息症状加重，喘逆上气，息粗，胸部憋胀，咳嗽，痰黄而黏稠，量多，恶寒发热，身痛，无汗，口渴，舌红，苔薄微黄，脉浮数。

中医诊断：喘证（表寒肺热证）。

治法：解表清里，化痰平喘。

处方：麻杏石甘汤加减。

麻黄10g	生石膏20g	炒杏仁10g	炙甘草6g
北沙参20g	百部10g	黄芩9g	桑白皮9g
瓜蒌12g	浙贝母15g	紫苏子10g	半夏9g
桂枝12g			

6剂，日1剂，早晚分服

按语：患者诊断为慢性支气管炎，本次发病以喘息气促为主症，属于中医喘证范畴。本次来诊，以受凉后引发，属外感。《伤寒论·辨太阳病脉证并治》："发汗后，不可行桂枝汤，汗出而喘，无大热者，可与麻黄杏仁甘草石膏汤。"本案中火热熏扰肺金，肺气被遏，肺中痰热壅闭，宣降失司，故咳逆上气，咳嗽，咳痰。方中予以麻黄辛温宣泄肺热，是"火郁发之"之意，配伍辛甘大寒之石膏，麻黄得石膏，宣肺而不助热，石膏得麻黄，清肺而不留邪。桂枝助麻黄解表散邪，黄芩、桑白皮助石膏清泻里热，杏仁化痰止咳，甘草调和诸药。紫苏子、半夏降气化痰，百部化痰肃肺。患者痰热较重，予以瓜蒌、贝母清热化痰。

第四节　肺胀

张某某，男，75岁，农民，2020年1月4日来诊。患者反复咳嗽、咳痰、气喘10年余，每遇冬季或气候突变时发病，自服复方甘草片、肺宝三效片、沙丁胺醇气雾剂控制症状治疗。患者先后多次因气短加重住院治疗，诊断为"慢性阻塞性肺疾病，慢性喘息性支气管炎急性发作，肺气肿，肺纤维化"，院外未规律服药治疗。10天前，患者外出受凉后咳嗽、咳痰症状加重，痰黏量不多，色白呈泡沫状，不易咳出，喘息、胸闷气短，稍微活动更甚，脘腹痞满，纳少，倦怠乏力，动辄汗出，舌黯，苔薄腻，脉滑。肺部听诊：双肺呼吸音粗，呼气末可闻及痰鸣音及喘鸣音。

中医诊断：肺胀（痰浊壅肺证）。

治法：燥湿化痰，降逆平喘。

处方：苏子降气汤合三子养亲汤加减。

炙麻黄9g	细辛3g	桂枝12g	半夏9g
陈皮12g	厚朴10g	炒白术12g	茯苓9g
甘草6g	白芥子12g	前胡12g	紫苏子12g
干姜9g	党参15g	黄芪12g	防风12g

5剂，日1剂，早晚分服

按语：患者反复发作咳嗽、咳痰、气喘，表现为胸部满闷喘息气短，痰多，面色晦暗，脘腹胀满，其病程缠绵，时轻时重，经久难愈，中医诊断为"肺胀"。肺胀基本病机总属"本虚标实",二者互为因果,彼此影响。患者肺虚脾弱,痰浊内蕴,肺失宣降,故表现为气短喘息,倦怠乏力,咳嗽咳痰,舌脉亦可辅助诊断。患者属外感风寒诱发,痰从寒化为饮,故痰黏呈泡沫状,予以麻黄、桂枝、细辛、干姜散寒化饮,取小青龙汤之意,半夏、厚朴、陈皮燥湿化痰,行气降逆,白术、茯苓、甘草运脾和中,紫苏子、前胡、白芥子化痰降逆平喘。患者气短、倦怠乏力,兼有肺脾气虚之象,予以党参、黄芪、防风健脾益气,补肺固表。

第五节　肺痨

王某,男,27岁,传染病科患者,2019年9月10日初诊。咳嗽、咳痰、发热2月余来诊。患者2月余前无明显诱因出现咳嗽症状,干咳痰少,痰中带血丝,胸闷气短,午后发热,无畏寒症状,伴口渴,烦躁易怒,心烦失眠,胸痛。曾自行服用感冒颗粒等无效,最终诊断为:肺结核。舌红而干,苔薄微黄,脉弦细数。

中医诊断:肺痨(阴虚火旺证)。

治法:补益肺肾,滋阴降火。

处方:百合固金汤加减。

南沙参 15g	麦冬 15g	玄参 10g	生地 10g
百合 15g	知母 12g	银柴胡 10g	川贝母 6g
鳖甲 6g	地骨皮 9g	百部 12g	炙甘草 9g
桔梗 10g	当归 12g	白芍 10g	牡丹皮 9g

5剂,日1剂,早晚分服

按语:患者诊断为"肺结核",肺结核可参照中医"肺痨"论治。朱丹溪曾言"痨病主乎阴虚",认为其病机特点是"火盛金衰",确立了滋阴降火的治疗方法。心肝火旺,则心烦失眠,易怒急躁,脉络失和则胸胁疼痛,结合患者舌脉，均为阴虚火旺表现。方以百合、沙参、麦冬、玄参、生地滋阴润肺，知母、银柴胡、鳖甲、地骨皮滋补肾阴兼清热，百部、川贝母润肺止咳兼杀虫，桔梗、甘草增强止咳之功效，当归、白芍养血柔肝止痛。患者痰中带血，加牡丹皮可凉血止血。

第二章　心系疾病

第一节　心悸

医案一：

邱某，女，77 岁，退休工人，2019 年 3 月 13 日来诊。主诉胸闷、心痛、心悸、怕冷。2003 年 11 月因天气变化患者突发胸闷，甚则心痛，心悸，畏寒。当时在厂医务室服用地奥心血康胶囊、复方丹参片等，稍有缓解，但移时又发。2004 年 2 月发作加重，即往山西医科大学第一医院住院诊治，经心脏超声、心电图、冠脉造影等检查，诊断为"冠心病，心功能不全"，进行强心、扩血管对症治疗，好转出院。后屡次复发，以中医治疗亦无明显效果。现症见：胸闷心痛，心悸气短，发作时濒死感，入夜尤甚，一日发作数次，身体怕冷，神疲乏力，纳呆，大便干燥，小便不利，咽喉疼痛，舌质黯红，边有瘀点，苔黄腻，脉弦细。既往有过敏性哮喘、慢性肾盂肾炎、慢性咽炎等疾病，时有发作。

中医诊断：心悸（心脾阳虚证）。

治法：宣痹通阳，行气活血，健运脾胃，佐以清热解毒。

处方：瓜蒌薤白散加减。

瓜蒌 15g	薤白 10g	丹参 30g	赤芍 30g
桃仁 10g	太子参 15g	茯神 30g	芦根 15g
陈皮 10g	制香附 10g	炒山楂 15g	炒谷芽 15g
青果 10g	炒麦芽 15g		

6 剂，日 1 剂，早晚分服

按语：患者心阳不足，鼓动无力，气滞血瘀，故胸闷、心痛；阳虚生寒，复因气候寒冷，阳气复伤，故发作频繁；神疲乏力、纳呆皆为脾阳虚弱之象；大便干燥，小便不利，咽喉疼痛，舌质黯红，边有瘀点，苔黄腻，脉弦细，为气虚瘀热交结之征，故治以宣痹通阳，行气活血，健运脾胃，佐以清热解毒。

医案二：

段某某，男，59岁，工人，2019年2月20日来诊。主诉心慌心悸。患者平素洗澡即感冒，鼻咽部不适，咳黄痰，流黄涕，近期心慌心悸，大便可，脉沉细滑。

中医诊断：心悸（阳虚水饮，气阴两虚证）。

治法：温阳健脾，利水化痰，补益气阴。

处方：柴胡桂枝干姜汤合大建中汤合乌梅丸。

柴胡15g	黄芩10g	炙甘草15g	天花粉30g
干姜15g	桂枝15g	白芍15g	生牡蛎30g
葶苈子30g	瓜蒌30g	川椒10g	乌梅30g

7剂，日1剂，早晚分服

二诊（2019年2月27日）：西医诊断为肥厚性心肌病，脂肪肝，偶有心慌，焦虑，脚凉，脉沉紧。处以引火汤合黄连阿胶汤合黄连汤。

桂枝15g	熟地60g	炙甘草15g	黄连10g
肉桂10g	阿胶10g	巴戟天10g	附子30g
生牡蛎30g	生姜30g		

7剂，日1剂，早晚分服

三诊（2019年3月6日）：药后心悸，不寐，脉压差大（100mmHg），脉滑细。处以黄连汤合苓桂术甘汤。

熟地60g	黄连10g	炙甘草15g	干姜10g
茯苓30g	桂枝10g	生牡蛎30g	生白术15g

10剂，日1剂，早晚分服

四诊（2019年3月13日）：睡眠纳食可，均好转，腿脚凉，流涕，脉细滑。处以引火汤合苓桂术甘汤合黄连汤，上方去牡蛎，倍生白术，加肉桂10g，

10 剂，日 1 剂，早晚分服。

五诊（2019 年 3 月 20 日）：脚凉，数日前感冒，血压可，睡眠纳食均可，停药流涕止，胸痛，脉细沉紧。处以引火汤合苓桂术甘汤。

熟地 60g	丹参 30g	砂仁 20g	炙甘草 15g
干姜 15g	茯苓 30g	桂枝 15g	肉桂 10g
生姜 30g			

7 剂，日 1 剂，早晚分服

六诊（2019 年 3 月 27 日）：走路无气短，上楼仍有气短，胸痛减，脉滑沉细。处以引火汤合柴胡桂枝干姜汤，上方去茯苓，加附子 10g、巴戟天 10g，处方如下。

附子 10g	巴戟天 10g	熟地黄 60g	干姜 15g
桂枝 15g	肉桂 10g	生姜 30g	丹参 20g

7 剂，日 1 剂，早晚分服

七诊（2019 年 4 月 3 日）：动则心悸，气喘，胸疼止，呼吸道易感染，咽后壁有痰，质黏，白脓痰，脉浮而滑。处以乌梅丸合柴胡桂枝干姜汤合厚朴生姜半夏甘草人参汤。

乌梅 30g	连翘 10g	炙甘草 10g	干姜 15g
桂枝 15g	熟地 60g	附子 15g	厚朴 10g
半夏 10g	党参 15g		

7 剂，日 1 剂，早晚分服

八诊（2019 年 4 月 10 日）：大便通，食多则心悸，心率增快，脉滑。处以柴胡桂枝干姜汤合厚朴生姜半夏甘草人参汤合炙甘草汤。

乌梅 30g	吴茱萸 10g	炙甘草 10g	桂枝 15g
熟地 60g	阿胶 10g	附子 30g	党参 30g
厚朴 10g	半夏 10g	莱菔子 10g	

7 剂，日 1 剂，早晚分服

九诊 (2019 年 4 月 17 日)：心前区不适，心脏肥厚，能爬山，走一百步，洗澡后流清涕，大便一天 2 次，脉沉滑。处以柴胡桂枝干姜汤合厚朴生姜半夏甘草人参汤，上方去半夏，熟地减半，加枳实 10g、砂仁 10g、牵牛子 3g、生姜 30g，处方如下。

乌梅 30g	枳实 10g	砂仁 10g	牵牛子 3g
生姜 30g	熟地 30g	附子 15g	厚朴 10g
党参 30g	炙甘草 10g	桂枝 15g	干姜 15g

15 剂，日 1 剂，早晚分服

按语：肥厚型心肌病以心肌肥厚为特征，舒张功能减低、心肌缺血、流出道梗阻、心律紊乱和自主神经功能异常是肥厚型心肌病的基本病理生理过程。本案以阳虚水饮，气阴两虚为特点，治疗以温阳健脾，利水化痰，补益气阴为主。由于肥厚型心肌病的发病特点还有心慌心悸，呼吸困难等情况，患者会伴有焦虑紧张的情绪，在脉象上也能体现出来，所以在治疗的时候兼顾了舒肝养肝，让心情舒缓，有利于病情的康复。

医案三：

袁某，男，56 岁，2020 年 3 月 4 日来诊。主诉心悸 2 年，加重 5 日。患者间断性心悸气短 2 年余，病发时自服"丹参滴丸"好转，近 5 日来频发心悸气短，胸闷气喘，偶发胸痛，活动后加重，服"丹参滴丸"稍有缓解，但无法解决。查体：听诊无哮鸣音，无干湿啰音，唇紫暗，指端青紫，舌有瘀斑，舌下络脉曲张，脉涩结。

中医诊断：心悸（心脉瘀阻证）。

治法：活血化瘀，理气通络。

处方：桂枝甘草龙骨牡蛎汤合桃红四物汤加减。

桃仁 9g	丹参 9g	赤芍 9g	川芎 9g
生地 9g	桂枝 9g	延胡索 6g	香附 6g
青皮 6g	炙甘草 6g	当归 12g	生龙骨 15g

生牡蛎 15g   蒲黄 6g   三七 2g

6 剂，免煎，日 1 剂，2 次 / 日，开水冲服

二诊（2020 年 3 月 11 日）：患者已无气短、胸闷、胸痛等症状，偶发心悸，上方去蒲黄、三七，继续服用 7 剂。

后一月未来诊，电话回访，患者已无上述症状，俨然痊愈。

按语：心悸多以正虚，心之阳气不足为前提。心阳不振，心之气血不足，随之感邪，正不胜邪可出现阳虚水泛、痰湿阻滞、气虚血瘀等各种虚实夹杂证候。故而血脉运行障碍是造成心悸发生的主要病机之一。在治疗心悸时，疏通血脉，清除血脉运行障碍也是其除振奋心阳外的另一根本治则。因此，本案除选用桂枝甘草龙牡汤外，亦合用桃红四物汤养血活血以疏通血脉。其中桂枝温通心阳，炙甘草益气固本，二者共奏振奋心阳之效，且现代药物学研究表明桂枝及甘草均具有抗凝、抗栓及抗心律失常作用；龙骨、牡蛎有固护阳气，镇静安神作用，使阳藏于内而不外泄；桃仁、红花、丹参、赤芍、川芎、生地、当归养血活血，化瘀导滞，疏通血脉，促使心血运行；延胡索、香附、青皮理气通脉止痛；患者胸痛，加蒲黄、三七破瘀止痛之力更甚。本案综合运用温通心阳、活血祛瘀药物，终得气血充盈，阳气恢复，邪气尽去，血脉畅通，从而心悸得愈。

医案四：

李某某，女，77 岁，农民，2017 年 10 月 20 日来诊。间断心慌、活动后胸闷 1 年余，最高心率达 160 次 / 分，曾就诊于外院，诊断为"心房颤动"，平素口服利伐沙班片、酒石酸美托洛尔片治疗，目前症状尚平稳。此次来诊，自诉心悸不宁，胸闷，头晕目眩，心烦难寐，面部潮红，精神饮食尚可，舌红少苔，脉细数。

中医诊断：心悸（心阴虚证）。

治法：清心热，补肾水。

处方：天王补心丹加减。

玄参 12g	麦冬 15g	生地 15g	炙甘草 6g
当归 10g	黄连 5g	栀子 10g	阿胶 10g
茯神 15g	远志 10g	天麻 10g	钩藤 10g
菊花 10g	黄精 15g	熟地 10g	五味子 9g

5剂，日1剂，早晚分服

按语：患者房颤以心神悸动不安为主要表现，中医诊断为"心悸病"。心在上焦，属火，肾在下焦，属水。心中之阳下降至肾，能温养肾阳。肾中之阴上升至心，能涵养心阴。心与肾相互协调，相互制约，彼此交通，保持动态平衡。本医案中肾水不足，水不济火，则心添其热，扰动心神，故出现心烦、失眠、心悸不安症状，治当清心热，补肾水。方中玄参、麦冬、生地滋阴清热，当归、阿胶补血养心，炙甘草补益心气，黄连、栀子清热泻火，远志、茯神安养心神，黄精、熟地滋养肾阴。患者头晕目眩症状明显，考虑为肝肾阴虚，虚火上扰，故加天麻、钩藤、菊花清肝泻火，五味子敛心气。患者应保持良好的精神状态，避免情志刺激，有利于减少心悸的发作。

第二节　胸痹

医案一：

郭某某，男，63岁，农民，2019年12月16日就诊。患者10余年前出现发作性胸痛，后就诊于某三甲医院，行相关检查，诊断为冠状动脉粥样硬化性心脏病，予口服阿司匹林肠溶片、单硝酸异山梨酯片、酒石酸美托洛尔片等治疗。后胸痛偶有发作，口服复方丹参滴丸可缓解。1月前患者胸痛发作次数较前增加，疼痛位于胸骨后，呈刺痛，伴心悸。今日来诊，行心电图示：T波低平。舌质紫黯，苔薄白，脉沉涩。

中医诊断：胸痹（瘀血阻滞证）。

治法：活血化瘀，通络止痛。

处方：血府逐瘀汤加减。

桃仁 9g	红花 9g	当归 12g	生地 15g
川芎 15g	赤芍 12g	牛膝 15g	桔梗 9g
柴胡 12g	枳壳 12g	延胡索 9g	炙甘草 9g

5 剂，日 1 剂，早晚分服

按语：瘀血内阻胸部，脉络不通，故胸部刺痛；血脉凝滞，故痛处固定；瘀血阻塞，心失所养，则心悸不宁；舌质紫黯、脉象沉涩均为瘀血内停之候。方中当归、川芎、赤芍、桃仁、红花活血化瘀；牛膝祛瘀血，通血脉，引瘀血下行；柴胡疏肝解郁，升达清阳；桔梗开宣肺气，载药上行，枳壳行气宽中，二者一升一降，开胸行气，气行则血行；延胡索活血行气止痛；生地凉血清热，养阴润燥，使祛瘀不伤阴；甘草调和诸药。

医案二：

马某，男，68 岁，农民，2019 年 12 月 15 日来诊。患者于 2 月前感胸前区憋闷疼痛不适，遇阴雨天易于发作，伴神疲倦怠乏力，气短，腹胀，纳呆，舌体胖大有齿痕，苔腻，脉滑。患者平素形体肥胖，多唾痰涎。行十八导联心电图检查，化验心肌酶、心肌损伤标志物均未见明显异常。

中医诊断：胸痹心痛（痰浊闭阻证）。

治法：通阳泄浊，豁痰宣痹。

处方：瓜蒌薤白半夏汤加减。

瓜蒌 20g	薤白 15g	半夏 15g	苍术 10g
白术 10g	胆南星 15g	陈皮 10g	茯苓 12g
炙甘草 6g	枳实 10g	石菖蒲 15g	桂枝 9g

5 剂，日 1 剂，早晚分服

按语：患者以胸闷、胸痛为主症，属于中医"胸痹心痛病"。患者见形体肥胖、多唾痰涎、阴天易作、舌有齿痕、苔腻脉滑者，多属痰浊为患。痰浊盘踞，上犯心胸清旷之区，阻遏心阳，胸阳失展，气机痹阻，脉络阻滞，而成胸痹，故可予以瓜蒌薤白半夏汤加减。方中瓜蒌、薤白化痰通阳，行气止痛；白术、苍术、茯苓、甘草健脾运脾，兼以燥湿化痰；半夏温化痰饮；胆南星燥湿化痰；陈皮、枳实、石菖蒲理气宽胸。《金匮要略》曰："病痰饮者，当以温药和之。"故本方药物多为温药，并选用桂枝温阳散寒，温通经脉。嘱患者少食肥甘厚腻之品。

第三节　不寐

医案一：

白某，女，68 岁，农民，2019 年 3 月 4 就诊。患者半年前因家中亲人病故，忧思过度，逐渐出现夜间入睡困难，睡后易醒症状，醒来后再难入睡。白日里精神不振，肢体乏力，间断有心慌头晕，记忆力减退，易忘事，食欲不佳。舌淡苔白腻，脉细。

中医诊断：不寐（心脾两虚证）。

治法：补养心脾。

处方：归脾汤加减。

党参 15g	炒白术 12g	黄芪 30g	远志 15g
炒酸枣仁 20g	茯神 20g	龙眼肉 12g	当归 12g
木香 9g	白芍 15g	生龙骨 30g	生牡蛎 30g
半夏 9g	陈皮 12g	茯苓 12g	炙甘草 9g
生姜 3 片	大枣 5 枚		

6 剂，日 1 剂，早晚分服

按语：心藏神而主血，脾主思而统血，思虑过度，损伤心脾，脾虚则气衰血少，心失所养，不能藏神，故多梦易醒，健忘心悸；气血亏虚，不能上奉于脑，清阳不升，则头晕；脾失健运，则不思饮食；舌淡苔白腻脉细为脾虚湿浊内生之象。方中黄芪补脾益气；龙眼肉既能补脾气，又能养心血；党参、白术加强补脾益气之功；当归、白芍增加补心养血之效；茯神、炒酸枣仁、远志宁心安神，生龙骨、生牡蛎重镇安神；木香理气醒脾，与补气养血药相配，使补而不滞；半夏、茯苓、陈皮健脾化湿；炙甘草补气健脾，调和诸药；生姜、大枣调和脾胃，以资生化。

医案二：

蔡某某，女，51岁，工人，2019年12月25日来诊。反复发作失眠3年余，平素多梦易醒，醒后难以入眠，夜间可间断入睡3~4小时，时呕，脘闷纳差，神疲乏力，消瘦，畏寒肢冷，小便清长。

中医诊断：不寐（脾肾两虚证）。

治法：补肾健脾，养心安神。

处方：失眠自拟方。

炒白术 15g	炙甘草 6g	枳实 15g	白芍 10g
陈皮 10g	白扁豆 9g	生龙骨 30g	生牡蛎 30g
当归 12g	桂枝 12g	代赭石 20g	茯神 15g
淫羊藿 12g	巴戟天 12g	生黄芪 15g	党参 15g

5剂，日1剂，早晚分服

按语：肾为先天之本，脾为后天之本，肾主管人体生长、发育、生殖，脾可将食物转化为水谷津液，化生为气血，运行全身。患者脾肾两虚，故腹胀纳少，神疲乏力，形体消瘦，而畏寒肢冷、小便清长则为肾阳亏虚表现。方中黄芪、党参健脾益肺，以滋气血生化之源；白术、炙甘草健脾益气，半夏、陈皮健脾化痰；枳实、当归、白芍配伍可养血助营。心主神志，不寐是由心神失养或心神不安所致，故予龙骨、牡蛎镇心安神，茯神安神助眠。患者兼有阳虚表现，予桂枝温通心阳，巴戟天、淫羊藿温补肾阳。

第四节 多寐

姚某某，女，24岁，研究生，2020年4月15日来诊。患者嗜睡困倦，走路时欲睡，工作繁忙时也突然伏案而入眠，6年来严重困扰日常生活工作，体胖。腹部彩超示中度脂肪肝，其余各项检查无异常。舌淡胖，边有齿痕，苔白，脉沉弦涩。

中医诊断：多寐（阳虚郁热证）。

治法：温阳清热。

处方：附子理中汤合大青龙汤加减。

麻黄 10g	桂枝 15g	白芍 15g	吴茱萸 30g
当归 30g	炙甘草 30g	干姜 30g	党参 30g
花椒 30g	生石膏 30g	附子 30g	桃仁 10g
熟大黄 10g	生姜 30g	大枣 30g	

7剂，日1剂，早晚分服

按语：不分昼夜，时刻欲睡的一种嗜睡现象，临床上称之为发作性睡眠。本病在发作之前患者自己往往有预感，会在与人谈话、吃饭、走路、工作、上课学习等时自知要睡但无法控制，甚至呼噜大作，梦境连篇。一日内发作数次甚至数十次，每次一两分钟或一两小时即醒，醒后倍感神清气爽，也有时酣睡极深需要他人唤醒。本病好发于青春期，10~20岁开始，治疗不及时可延及终生。患者一般形体较胖，可伴有头痛、记忆力差等症状。现代医学检查并无异常。本病诊断并不困难，但因其病情平稳，难以引起家长重视，所以病程一般较长，5~8年方可明确诊断。本病需要与脑肿瘤、脑炎、脑积水、颅脑损伤等疾病做明确鉴别。中医称此病为多寐，病位在心，与脾、肾关系密切。心主神志，即主宰人的精神、意识、思维活动；脾主升清，吸收输布水谷精微等营养物质，充养神志；而肾为先天之本，主一身之阴阳。多寐主要由饮食失调、情志不遂、年老体衰、头部外伤等原因导致。魏师认为本病病机分虚、实两端，或痰浊困脾，胆热扰心，瘀血阻滞；或正气不足，髓海空虚，神气失养。但痰浊困脾是发病的主要原因，患者往往饮食不节，过食寒凉，恣食肥甘等损伤中焦阳气，以至水气不化，形体肥胖，身体沉重，头目昏蒙欲睡。卫气昼行于阳，夜行于阴，阳入于阴则寐，阳出于阴则寤。发作性睡眠患者痰浊中阻，气虚湿盛，卫气难出于阴，所以寤寐不清。针对此种患者，我们常用健脾燥湿、芳香化浊之药，如藿香、半夏、砂仁、白蔻仁、苍术、白术、茯苓等组方，如藿朴夏苓汤、三仁汤、胃苓汤等，在此基础上四诊合参，附子理中汤、金匮肾气丸、黄连温胆汤等都是不二之选，并以大青龙汤发越阳气，宣发腠理。脉证合参，清虚热，祛瘀滞，化陈寒，达到阳生阴长，阴平阳秘的阴阳互根的效果。

第三章 脑系疾病

第一节　头痛

医案一：

郭某，男，45岁，公司职员，2018年7月9日就诊。患者2年前出现间断头痛症状，头痛位于左侧或右侧，呈搏动性，头痛剧烈时自行口服布洛芬缓释片可缓解，近1月头痛发作频繁且口服止痛药不见效，伴口苦，大便秘结，小便色黄味重。舌红苔黄腻，脉弦滑。

中医诊断：头痛（肝火上炎证）。

治法：清肝泻火。

处方：龙胆泻肝汤加减。

龙胆草 9g	黄芩 12 g	栀子 12 g	泽泻 12 g
当归 12 g	生地 12 g	柴胡 9 g	夏枯草 9g
天麻 9g	炙甘草 9g		

5剂，日1剂，早晚分服

按语：肝胆实火上炎，故见头痛，口苦，头侧部为胆经循行部位，舌红苔黄，脉弦为肝火上炎之征。方中龙胆草大苦大寒，能上清肝胆实火，下泻肝胆湿热，为君药；黄芩、栀子苦寒，归肝、胆、三焦之经，泻火解毒，燥湿清热，为臣药；肝经实火，易伤阴血，故用生地养阴，当归补血，使祛邪不伤正；肝性喜疏泄条达，火邪内郁，肝气不舒，用苦寒降泄之品，恐肝胆之气被抑，故用柴胡舒畅肝胆，并引诸药归于肝胆之经，柴胡与黄芩相合，既解肝胆之热，又增清上之力；另加夏枯草增强泻肝胆火之力，天麻平抑肝阳，为治头痛要药；甘草调和药性，可缓苦寒之品防其伤胃。

医案二：

武某某，女，40岁，个体经商，2018年11月19日就诊。患者3日前骑电动车吹风后出现头痛症状，疼痛位于头顶、头枕部，回家后自行热敷，头痛稍减轻，但一出门受凉后头痛复又加重，舌红苔薄白，脉浮紧。

中医诊断：头痛（风寒外客证）。

治法：疏风止痛。

处方：川芎茶调散加减。

川芎 15g	荆芥 12g	防风 12g	羌活 9g
白芷 9g	细辛 3g	藁本 9g	吴茱萸 9g
紫苏叶 9g	炙甘草 9g	生姜 3 片	

5 剂，日 1 剂，早晚分服

按语：患者头痛乃因外感风寒而起，风寒外袭，循太阳经上犯头部，清阳之气被遏，故头痛乃作。苔薄白，脉浮紧，均为风寒在表之征。方中川芎辛温，善于祛风活血而止头痛，为治疗诸经头痛之要药；荆芥轻而上行，善于疏风止痛；羌活、白芷均能疏风止痛，羌活尤长于治太阳经头痛；藁本、吴茱萸散寒祛风止痛，为治厥阴经头痛要药；细辛散寒止痛，紫苏叶、防风疏散风邪，炙甘草益气和中，调和诸药。

医案三：

赵某，女，45 岁，农民，2018 年 4 月 9 日就诊。患者间断头痛 3 个月，头痛发作时为整头闷痛，平素易于心烦，发脾气，伴口干，恶心，月经不规律，睡眠较差，舌红苔黄腻，脉弦滑。

中医诊断：头痛（肝郁化火，痰热郁滞证）。

治法：疏肝解郁，清热化痰。

处方：柴芩温胆汤加减。

柴胡 9g	黄芩 9g	半夏 9g	陈皮 12g
枳实 9g	竹茹 9g	淡竹叶 6g	滑石 12g
首乌藤 30g	合欢皮 15g		

5 剂，日 1 剂，早晚分服

按语：肝气不舒，气郁日久，生痰化热，痰热上蒙，阻遏清窍，则发为头痛；痰热内扰，则失眠多梦；肝气郁滞，痰热郁阻，则月经不调；口干、舌红苔黄腻、脉弦滑均为肝郁化火，痰热郁滞之征。方中柴胡疏肝解郁，使肝气得以条达，黄芩苦寒，为清热燥湿要药，半夏燥湿化痰，降逆和胃，竹茹清胆和胃，止呕除烦，枳实、陈皮理气化痰，使气顺则痰消，淡竹叶清热除烦，生津止渴，滑石清热利湿，两药可引湿热下行，从小便而解，首乌藤、合欢皮安神解郁，除烦安眠。

医案四：

杨某，女，45 岁，农民，2019 年 9 月 2 日来诊。头痛频发 10 年有余，每因精神紧张、劳累后发作，症状时轻时重，久治未愈。患者时感头重昏蒙，疲乏身重，曾在多家医院就诊，血压、心电图、头颅 CT 均未见明显异常。西医诊断为血管神经性头痛，口服去痛片时能缓解。本次发作 10 天来诊，自诉头痛受凉后发作，自觉头重如裹，昏沉而胀，头枕部疼痛加重时连及项背，肢体困重，胸闷纳呆，伴眩晕、失眠、精神疲惫，舌苔白腻，脉弦滑，形体虚胖。

中医诊断：头痛（痰浊中阻证）。

治法：健脾燥湿化痰，祛风通窍止痛。

处方：半夏白术天麻汤加减。

半夏 9g	陈皮 15g	茯苓 12g	炙甘草 9g
苍术 15g	蔓荆子 15g	羌活 15g	细辛 3g

5 剂，日一剂，早晚分服

按语：血管神经性头痛可参照中医"头痛"论治，中医认为"头为诸阳之会"，"脑为髓之海"，是经脉交会之所，五脏之精血、六腑之清气皆上注于头，手足三阳经亦上会于头部。外感六淫之邪，或痰浊、瘀血痹阻经络，脉络不通，不通则痛。气血亏虚，肾精不足，脑窍失养，不荣则痛。本病例患者头痛日久，起病缓慢，反复发作，时作时止，病势缠绵，属虚。头痛昏蒙，疲乏身重，胸闷纳呆，属脾失健运，痰湿内生，阻遏清阳而为痰浊头痛，故予半夏、陈皮、甘草化痰和中，茯苓健脾化湿。患者受凉后发作，存在外感因素，另治疗头痛需注意配伍祛风药，风药轻扬，易达头部病所，故临床治疗头痛，不唯外感，内伤头痛亦当配伍祛风药，方能够达到最好疗效。羌活祛风胜湿止痛，入太阳经，加入发散风寒、祛风止痛的细辛，燥湿祛风的苍术，诸药配伍，共奏胜湿祛风，散寒止痛之功，另蔓荆子清利头目。但风药辛散，久服耗气伤阴，故气血不足，阴津亏虚之人当慎用。

第二节　眩晕

医案一：

张某，女，50岁，农民，2019年9月22日就诊。患者2年前出现间断性头晕症状，头晕发作时自觉天旋地转，视物昏花，不能站立，伴胸闷恶心，就诊于某医院，诊断为梅尼埃病，予口服盐酸氟桂利嗪胶囊、甲磺酸倍他司汀片，症状好转，但仍反复发作。舌淡苔白腻，脉弦滑。

中医诊断：眩晕（痰湿阻络，风邪上扰证）。

治法：燥湿化痰，平肝息风。

处方：半夏白术天麻汤加减。

天麻 9g	钩藤 15g	半夏 12g	生白术 12g
防风 9g	薄荷 6g	陈皮 12g	茯苓 12g
黄芩 12g	玉竹 12g	菊花 12g	炙甘草 9g

5剂，日1剂，早晚分服

按语：脾虚生痰，痰阻清阳，加之肝风内动，风痰上扰清阳。肝风内起，则头眩物摇；痰湿上犯，浊阴上逆，故眩晕之甚，胸闷恶心。方中半夏燥湿化痰，降逆止呕，天麻平肝息风，而止头眩，两者合用，为治风痰眩晕之要药；钩藤加强天麻平肝息风之力，防风善祛一切内外之风，且为风药之润剂；生白术健脾燥湿，祛湿化痰，止眩益佳，茯苓健脾渗湿，与白术合用治生痰之本；陈皮理气化痰，使气顺痰消；菊花清肝明目，薄荷清利头目，用治目眩；黄芩清热泻火，使肝经之热不致上扰；玉竹养阴润燥，使祛痰而不伤阴；甘草调药和中。

医案二：

王某，女，58岁，退休，2019年5月13日就诊。患者4年前出现间断头晕症状，多于晨起发作，头晕时目眩耳鸣，曾口服某保健品一段时间，效果不佳。平素腰困，眼干、眼涩，入睡困难，多梦易醒，记忆力减退，大便干，2~3日1行。舌红苔少，脉弦细。

中医诊断：眩晕（肝肾阴虚证）。

治法：滋阴养血。

处方：滋水清肝饮加减。

熟地15g	山药12g	山茱萸12g	丹皮12g
泽泻12g	茯苓12g	白芍12g	当归12g
柴胡12g	炒酸枣仁30g	栀子6g	干姜1g

5剂，日1剂，早晚分服

按语：脑为髓之海，肾阴亏损，不能生髓充脑，故头晕目眩；肾阴虚则心肾不交，故少寐多梦，健忘；腰为肾之府，肾虚则腰困；肾开窍于耳，肾阴不足，精不上承，故耳鸣；肝肾同源，故肝肾阴虚常并见，肝开窍于目，肝阴虚则眼干眼涩。方中熟地滋阴补肾，填精益髓，山茱萸补养肝肾，山药补益脾阴，为六味地黄丸中"三补"，泽泻利湿泄浊，丹皮清泻相火，茯苓淡渗脾湿，为六味地黄丸中"三泻"，共奏滋补肝肾，填精益髓之效；柴胡、栀子疏肝清热，白芍、当归养血滋阴，炒酸枣仁养心益肝，兼能安神助眠；另加少量干姜，取阴阳互根互用，阳中生阴之意。

医案三：

李某，男性，42岁，工人，2020年4月17日来诊。患者有原发性高血压、高脂血症病史，平素未规律口服降压药物治疗，未规律监测血压。患者间断头晕半月余来诊，伴耳鸣、头目胀痛感，颜面潮红，视物昏花，脾气急躁，焦虑，生气焦虑后病情加重，夜间睡眠差，多梦，口干口苦，舌红苔黄，脉弦数有力。查血压：156/109mmHg。

中医诊断：眩晕（肝阳上亢证）。

治法：平肝潜阳，清火息风。

处方：天麻钩藤饮加减。

天麻 20g	钩藤 15g	石决明 30g	杜仲 15g
怀牛膝 30g	桑寄生 30g	栀子 10g	黄芩 10g
菊花 10g	龙胆草 15g	白芍 10g	生地 10g
首乌藤 15g	茯神 15g	炙甘草 6g	

5剂，日1剂，早晚分服

按语：原发性高血压是常见的心脑血管疾病，原发性高血压的初期阶段在病机上常以火热内蕴之"火证"为主，具体包括肝火（肝阳）、心火、胃火、肠火，其中尤其以肝火上炎、肝阳上亢为主。患者平素高血压病，未积极控制血压，且临床表现的头晕、耳鸣、头目胀痛、烦躁易怒、失眠等，均属于肝阳上亢证。天麻钩藤饮出自《杂病证治新义》，可治"高血压头痛，眩晕，失眠"，为平肝降逆之剂，以天麻、钩藤、石决明祛风降逆，平肝潜阳，以栀子、黄芩、菊花清肝泻火，加龙胆草助泻肝火，牛膝、杜仲、桑寄生、生地滋补肝肾，白芍滋肝阴。患者睡眠差，加首乌藤、茯神安神以缓其失眠。患者在服用中药同时，应当按时服用降压药物，规律监测血压，嘱患者改变生活方式，做到低盐低脂饮食，适度运动，保证睡眠。

第三节　中风

医案一：

黄某，男，58 岁，农民，2018 年 12 月 10 日就诊。患者晨起后突然出现右上肢无力，麻木，右手不能持物，伴头晕，就诊于我院行头颅 CT 提示腔隙性脑梗死，住院予静脉滴注银杏叶提取物注射液，配合针灸治疗。既往有原发性高血压病史 5 年，未规律服药，目前血压在 150/95mmHg 左右，饮食尚可，二便调，舌红苔白腻，脉浮滑。

中医诊断：中风（风痰入络证）。

治法：祛风养血，化痰通络。

处方：大秦艽汤加减。

秦艽 12g	羌活 9g	防风 9g	白芷 9g
细辛 3g	当归 12g	川芎 9g	白芍 15g
炒白术 12g	茯苓 12g	白附子 9g	全蝎 9g
半夏 12g	陈皮 12g	胆南星 9g	炙甘草 9g

5 剂，日 1 剂，早晚分服

按语：正气不足，脉络空虚，卫外不固，风邪得以乘虚入中经络，风痰痹阻气血，脉络不通，故肢体活动不利，麻木不仁，舌苔白腻，脉浮滑为风痰阻络之征。方中秦艽祛风清热，通经活络，羌活、防风、白芷、细辛，均为辛温之品，能祛风散邪；手部运动障碍，与血虚不能养筋有关，且风药多燥，故配以当归、白芍，使祛风而不伤阴血；川芎可以活血通络，使血行风自灭；白附子、全蝎祛风痰，通经络，半夏、陈皮、胆南星祛痰燥湿；脾胃为气血生化之源，故用白术、茯苓益气健脾，以化生气血；甘草调和诸药。

医案二：

李某某，男，65 岁，退休，2019 年 11 月 18 日就诊。患者 3 个月前突然出现右侧肢体无力、言语不利、口喎症状，就诊于某医院，行头颅 CT 提示脑梗死，住院治疗，静脉输注活血化瘀、改善神经功能等药物约 20 日，出院后患者仍然遗留有右侧肢体活动不利，言语不利，饮水呛咳，无口喎，平时于康复科针灸治疗，自行功能锻炼，饮食可，大便干，3 日一行。舌质紫黯，苔白，脉细弱。

中医诊断：中风（气虚血瘀证）。

治法：补气活血，通经活络。

处方：补阳还五汤加减。

生黄芪 30g	当归 12g	赤芍 9g	川芎 9g
桃仁 6g	红花 6g	全蝎 6g	地龙 12g
川牛膝 15g	续断 15g	桑寄生 15g	桂枝 12g
石菖蒲 9g	郁金 9g	远志 15g	火麻仁 12g

6 剂，日 1 剂，早晚分服

按语：气虚不能运血，气不能行，血不能荣，气血瘀滞，脉络痹阻，筋脉肌肉失去濡养，故半身不遂；气虚血滞，舌体失养，故言语不利，肢体废不能用。方中黄芪大补脾胃之元气，用量宜重，令气旺血行，瘀去络通；当归活血化瘀而不伤血，川芎、赤芍、桃仁、红花、川牛膝活血祛瘀，地龙、全蝎通经活络；续断、桑寄生补肝肾强筋骨，桂枝通络，分治上下肢瘫软无力；石菖蒲、郁金、远志祛痰利窍，用治语言不利；火麻仁润肠通便。

医案三：

杨某，男，67 岁，个体户，2019 年 12 月 17 日来诊。有原发性高血压、糖尿病病史，未规律服药。于 1 周前跌倒出现言语不利、饮水呛咳、左侧肢体活动不利症状，行头颅 CT 示：多发腔隙性脑梗死灶、软化灶；右侧顶枕叶脑梗死灶，部分软化；皮层下动脉硬化性脑病；脑萎缩改变。患者于住院期间出现便秘症状，3 日未大便，大便干结，虽有便意，但排出困难，面色㿠白，神疲，气短乏力，不思饮食，自觉腹中冷痛，口干，舌质黯红，有瘀斑，少苔，脉沉细。

中医诊断：便秘（气阴两虚，兼有瘀血）。

治法：益气滋阴，活血化瘀。

处方：补阳还五汤加减。

炙黄芪 50g	赤芍 12g	川芎 12g	桃仁 9g
红花 9g	地龙 12g	当归 12g	玄参 15g
麦冬 15g	枳实 15g	龟板 15g	白芍 15g
牛膝 10g	生麦芽 15g	大黄 9g	芒硝 3g

5 剂，日 1 剂，早晚分服

按语：患者跌仆损伤后，气虚不能鼓动血液运行，血滞于脑脉则见半身不遂、言语不利；面色㿠白，气短乏力亦为气虚之象；气虚传送无力，故便秘；腹中冷痛，则兼有阳虚。正气亏虚，不能行血，以致脉络瘀阻，结合其舌脉，当属气虚血瘀，予以补阳还五汤加减。方中黄芪补益肺脾之气，令气旺血行，祛瘀通络。赤芍、川芎、红花、桃仁、当归活血祛瘀，地龙通经活络。牛膝温肾阳，润肠通便，龟板、白芍温中散寒，缓急止痛。患者大便干，口干，舌红少苔，脉细，考虑病久津液损耗，致阴津亏虚，加玄参、麦冬滋阴生津。加大黄、芒硝、枳实则取增液承气汤之意，患者大便干结难下，阴亏燥结，大黄、芒硝泻热通便，促进胃肠蠕动，枳实行气导滞。患者不思饮食，可加生麦芽消食化积。可配合灌肠等外治法治疗。

第四节　痴呆

李某某，男，78岁，退休工人，2019年10月9日来诊。既往脑梗死病史，曾多次住院治疗，诊断为"多发性腔隙性脑梗死"，给予抗血小板聚集、调脂稳定斑块、改善循环等对症治疗后好转，平素不规律服药。近半年来，患者记忆力、判断力明显减退，反应迟钝，尚可识人，步伐缓慢，外出不识方向亦不识路，头晕耳鸣，神疲倦怠，时欲卧，腰膝酸软，齿枯，舌瘦色淡，苔薄白，脉沉细弱。

中医诊断：痴呆（髓海不足证）。

治法：补肾益髓，填精养神。

处方：七福饮加减。

熟地 15g	枸杞 20g	当归 12g	炒白术 15g
炙甘草 10g	人参 6g	制远志 9g	炒酸枣仁 12g
阿胶 15g	鹿角胶 15g	山药 15g	石菖蒲 15g

6剂，日1剂，早晚分服

按语：患者老年人，神情呆滞，反应迟钝，属中医"痴呆"病，脑为髓海，元神之府，神机之用，肾主骨生髓通于脑，患者年老肾衰，肾精日亏，不能生髓，髓海空虚，髓减脑消，则神机失用而成痴呆。患者记忆认知能力减退，腰膝酸软，齿枯步艰，病在脑与肾，故予以补肾填精，益髓养神。方中熟地、枸杞滋阴补肾，鹿角胶、阿胶血肉有情之品补肾填精，当归养血活血，白术、人参、炙甘草、山药益气健脾，石菖蒲化痰宣窍，远志安神益智，石菖蒲、远志交通心肾。全方温补下元，开窍化痰，宣通心气，患者服药20剂后，精神好转，饮食睡眠良好，效佳。

第四章　脾胃系疾病

第一节　胃痛

医案一：

张某某，女，25 岁，学生，2018 年 9 月 6 日来诊。胃脘部胀满疼痛，伴恶心欲吐、嗳气反复发作 4 月余，平素烦躁易怒，生气后即诸症加重或复发，自行服用胃必治（复方铝酸铋片）、健脾丸等药效不显，舌淡尖红，苔薄微黄，脉弦细数。胃镜显示（2018 年 7 月 25 日，太钢总医院）：慢性胃炎。

中医诊断：胃痛（肝胃不和证）。

治法：平肝和中，降逆消痞。

处方：半夏泻心汤加味。

党参 15g	代赭石^{（先下）}30g	半夏 9g	干姜 9g
木香 9g	枳壳 12g	吴茱萸 9g	黄连 6g
肉桂 3g	黄芩 9g	陈皮 12g	炙甘草 9g
大枣 3 枚	厚朴 12g		

5 剂，日 1 剂，早晚分服

按语：患者心下痞满疼痛，恶心呕吐，嗳气，烦躁易怒，皆因肝气不舒，气机失调，脾胃升降失常，寒热错杂于中焦所致，治宜平肝和中，降逆消痞，方以半夏泻心汤辛开苦降，寒温并用，另加代赭石平肝潜阳，重镇降逆；木香行气止痛，健脾；枳壳理气宽中，行滞消胀；吴茱萸疏肝下气止痛；陈皮理气健脾；厚朴健脾消食，下气宽中。

医案二：

张某某，男，35 岁，工人，2018 年 9 月 3 日就诊。患者 2 月前出现上腹部胀满疼痛，食后尤其明显，经常呃逆，饮食量减少，自行口服多潘立酮片、健胃消食片等，症状未见明显缓解。患者平素喜喝饮料，夏季尤喜饮用冷饮，舌苔白腻，脉沉弦。

中医诊断：胃痛（寒湿气滞证）。

治法：行气温中，燥湿除满。

处方：厚朴温中汤加减。

厚朴 12g	陈皮 12g	茯苓 12g	草豆蔻 9g
木香 9g	干姜 6g	生姜 6g	肉桂 3g
吴茱萸 6g	炙甘草 9g	焦山楂 9g	焦神曲 9g
焦麦芽 9g			

5剂，日1剂，早晚分服

按语：患者平素喜饮冷饮，致寒湿困于脾胃，脾喜燥恶湿，寒主凝滞，湿性黏腻，易阻气机，寒湿困于脾胃，寒凝湿阻，气机阻滞，故脘腹胀痛，不思饮食。方中厚朴辛苦而温，辛散行气以消胀，苦温燥湿以除满，为君药；草豆蔻辛温芳香，温中散寒，燥湿运脾，为臣药；陈皮、木香行气宽中以消胀除满；干姜、肉桂温胃暖脾以散寒止痛，生姜、吴茱萸温中止呕；茯苓渗湿健脾，甘草补脾和中兼能缓急止痛；焦三仙消积化滞助脾胃运化。

医案三：

范某某，女，48岁，个体经商，2018年9月17日就诊。患者1周前生气后出现上腹部胀痛，伴胸闷嗳气，反酸烧心，口服雷尼替丁胶囊，反酸烧心较前减轻，余症状未减。患者近1周食欲不佳，睡眠尚可，大便干，舌红苔白，脉弦。

中医诊断：胃痛（肝气犯胃证）。

治法：疏肝解郁，理气止痛。

处方：柴胡疏肝散加减。

柴胡 12g	白芍 12g	川芎 9g	郁金 9g
香附 9g	陈皮 12g	枳壳 9g	延胡索 9g
川楝子 9g	旋覆花 9g	煅瓦楞子 30g	炙甘草 6g

5剂，日1剂，早晚分服

按语：患者因情志不遂，而致肝气郁结，不得疏泄，横逆犯胃，胃气阻滞，引起胃脘痛；气机不利，肝胃气逆，故脘胀嗳气。方中柴胡疏肝解郁为君药；香附理气疏肝，助柴胡解肝郁；川芎、元胡、川楝子行气活血而止痛，助柴胡解肝经之郁滞；陈皮、枳壳理气行滞，旋覆花顺气降逆，煅瓦楞子中和胃酸而止痛；白芍、甘草养血柔肝，缓急止痛，甘草兼调和诸药。

医案四：

白某某，女，68岁，退休，2019年11月18日就诊。患者间断左上腹隐痛2年余，多于夜间发作，伴泛酸，泛吐清水，用暖水袋热敷后可稍减轻，纳差，大便溏。于某医院行胃镜检查，提示慢性萎缩性胃炎，间断口服奥美拉唑胶囊、猴头健胃灵胶囊等，症状仍反复发作。患者平素双足发凉，舌淡，苔白，脉弱。

中医诊断：胃痛（脾胃虚寒证）。

治法：温中健脾。

处方：黄芪建中汤加减。

生黄芪 30g	白芍 30g	桂枝 12g	干姜 6g
陈皮 12g	半夏 9g	茯苓 12g	吴茱萸 6g
煅瓦楞子 20g	炙甘草 9g	生姜 3片	大枣 3枚
焦山楂 9g	焦神曲 9g	焦麦芽 9g	

5剂，日1剂，早晚分服

按语：脾胃虚寒，失于温养，故胃痛隐隐，寒得温而散，故喜温。脾虚中寒，水不运化而上逆，故泛吐清水。受纳运化失常，故纳差。中阳不振，肌肉筋脉失其温养，故双足不温。脾虚生湿下渗肠间，故大便溏，舌淡脉弱皆为脾胃虚寒之象。方中生黄芪益气补中，白芍养阴而缓肝急；桂枝温阳而祛虚寒，干姜温中化饮，吴茱萸温中止呕；炙甘草益气温中缓急，生姜温胃，大枣补脾；陈皮、半夏理气燥湿，茯苓健脾渗湿，煅瓦楞子制酸止痛；焦三仙消积化滞，助脾胃运化。

医案五：

任某，女，54岁，农民，2020年9月7日来诊。患者间断胃痛2年余，曾自行口服胃痛颗粒、奥美拉唑肠溶胶囊、胶体果胶铋胶囊治疗，效果不佳。就诊于西医院，建议其行胃镜检查，患者未查。

此次来诊，可见脘腹痞闷不舒，夜间加重，胸胁胀满，心烦口苦，烧心反酸，甚则口吐苦水，大便稀，纳食较差，舌红苔薄黄，脉弦。

中医诊断：胃痛（肝火犯胃证）。

治法：疏肝理气，泻热和中。

处方：中药自拟方。

柴胡 10g	木香 9g	陈皮 12g	白芍 12g
炙甘草 15g	川楝子 6g	香附 12g	枳实 12g
厚朴 12g	知母 12g	黄柏 12g	海螵蛸 10g
苍术 15g	焦山楂 15g	焦神曲 15g	焦麦芽 15g

5剂，日1剂，早晚分服

按语：患者以胃脘部疼痛为主症，中医诊断为胃痛病。患者脘腹痞闷不舒，胸胁胀满，均为肝气郁滞表现，肝气被郁，势必横逆犯脾胃，导致气机郁滞，胃失和降而胃痛。肝气久郁，又可化火伤阴，故为肝火犯胃证，患者舌苔亦可辅助诊断。《素问玄机原病式·六气为病·热类》云："酸者，肝木之味也。由火盛制金，不能平木，则肝木自甚，故为酸也。"治疗上予以柴胡、木香、陈皮、川楝子、香附疏肝解郁和中，厚朴、枳实行气消痞，白芍、甘草柔肝缓急止痛，知母、黄柏疏肝泻热。肝郁犯脾，脾胃运化不行，湿困脾土，故大便稀，予以苍术燥湿健脾。患者纳食较差，予以焦三仙消食导滞，行气除满。

第二节　痞满

　　焦某某，女，54岁，公务员，2020年4月22日来诊。主诉上腹部胀满25年加重10余日。患者25年前产后上腹部不适，胀满，偶有疼痛，近10日加重。现症见：上腹部胀满，自觉脘中灼热感，嘈杂，反酸，食后减，卧则加重，偶伴疼痛，肠鸣，矢气，胃脘恶冷。目花，纳少，寐可，易上火，易怒，大便2日一行（原1周一行），成形，不畅。舌黯苔黄根厚，脉沉弦细。

　　中医诊断：痞满（寒热错杂证）。

　　治法：和胃降逆，散结消痞。

　　处方：半夏泻心汤加味。

太子参 15g	姜半夏 9g	黄连 6g	黄芩 6g
干姜 10 g	白芍 12g	吴茱萸 3g	浙贝母 15g
海螵蛸 30g	蒲公英 30g	郁金 15g	延胡索 15g
川楝子 6g	瓜蒌 30g	炙甘草 6g	鸡内金 15g
大枣 3 枚			

6剂，日1剂，早晚分服

　　按语：《伤寒论》中写道半夏泻心汤有和胃降逆，散结消痞的作用，主治寒热中阻，胃气不和，心下痞满不痛，或干呕，或呕吐，肠鸣下利，舌苔薄黄而腻，脉弦数者。方中半夏和胃降逆，消痞散结为君；干姜温中散寒，黄芩、黄连清泻里热为臣；人参、甘草、大枣益气健脾，和中补虚为佐。凡因寒热互结于心下，胃气不和，见证如上所述者，均可用之。配白芍酸甘养阴，柔肝止痛；川楝子行气止痛；郁金活血行气，解郁止痛；瓜蒌清热化痰，并可润肠通便；海螵蛸配延胡索、浙贝母等可制酸止痛；鸡内金助消化；诸药共奏和胃降逆，消痞散结之功。

第三节 噎膈

王某，女，54 岁，农民，2019 年 5 月 9 日来诊。患者原有胃痛病史，平素情绪抑郁。患者近两月以来吞咽时有梗阻感，进食不畅，时有食物反流，曾就诊于山西医科大学第二医院，诊断为"贲门迟缓症"，经中西医治疗未见好转。目前不适症状加重，伴胸膈痞满疼痛，情绪抑郁时加重，嗳气频发，口干咽燥，大便干，舌红，苔薄腻，脉弦滑，睡眠欠佳。

中医诊断：噎膈（痰气交阻证）。

治法：开郁化痰，润燥降气。

处方：启膈散加减。

北沙参 15g　　　茯苓 9g　　　　川贝母 9g　　　丹参 9g

郁金 6g　　　　砂仁 6g　　　　陈皮 12g　　　延胡索 10g

荷叶蒂两个　　　杵头糠 1.5g

7 剂，日 1 剂，早晚分服

按语：噎即噎塞，哽噎，食物下咽困难，膈是格拒，指食物不下，或者下咽后又吐出。噎常为膈的前驱表现，故常常噎膈并称。患者平素情志抑郁，情志失调，肝失条达，忧思伤脾，脾伤气结，水湿失运，滋生痰浊，则为痰气交阻证。《医学心悟》言："噎膈，燥证也，宜润。"予以启膈散，有润燥解郁，化痰降逆之功效。北沙参滋阴润燥以清肺热，川贝母润肺化痰，泻热散结，茯苓健脾和中，淡渗化痰，郁金为血中之气药，郁金合砂仁开郁利气，丹参活血化瘀，清心除烦，陈皮可燥湿化痰，延胡索活血行气。本方用荷叶蒂、杵头糠是为特色，不可或缺，荷叶蒂是从叶柄的基部剪去叶片，其作用与荷叶同，但"其味厚于他处"。杵头糠，即米皮糠，是粳米的种皮，《圣惠方》仅用此一味，蜜丸含化，治疗膈气噎塞。患者服上方半月后，吞咽不畅、食物反流症状较前好转。

第四节　呃逆

医案一：

辛某某，女，48 岁，个体经商，2018 年 4 月 23 日就诊。患者 3 日前与人生气后，出现间断呃逆症状，每日发作数次，每次持续约 1 小时，伴胸闷，上腹胀，矢气增多，矢气后腹胀可减轻，饮食量较前减少，夜间睡眠较差，舌红苔白，脉沉弦。

中医诊断：呃逆（肝胃气滞证）。

治法：顺气解郁，和胃降逆。

处方：五磨饮子加减。

木香 9g	乌药 9g	枳壳 9g	沉香 9g
槟榔 12g	丁香 9g	代赭石 20g	川楝子 9g
郁金 9g	合欢花 12g	炒酸枣仁 15g	焦山楂 15g
焦神曲 15g	焦麦芽 15g		

5 剂，日 1 剂，早晚分服

按语：情志抑郁，肝气上乘肺胃，胃气上冲，故呃逆连声；气逆于胸，则胸闷；木郁克土，脾运失司，故饮食减少；肝胃不和，则上腹胀闷；气多流窜，下趋肠道，故矢气增多；舌苔白，脉沉弦为气滞之征。方中木香、乌药行气疏肝以解郁，枳壳、沉香下气降逆以宽中，槟榔行气导滞以除痞满，丁香、代赭石降逆止呃，川楝子、郁金疏肝解郁，合欢花安神解郁，炒酸枣仁安神助眠，焦三仙助脾胃运化。

医案二：

瞿某某，男，75 岁，退休工人，2017 年 8 月 10 日来诊。发现肺癌 2 年余，予以化疗治疗，于化疗期间出现纳差、恶心、呕吐症状。患者于就诊前 2

天出现呃逆症状，呃逆不已，呃逆短促而不得续，口干咽燥，烦躁不安，不思饮食，大便干，舌尖红，脉弦细。

中医诊断：呃逆（胃阴不足证）。

治法：养阴益胃。

处方：益胃汤加减。

北沙参 12g	麦冬 15g	玉竹 9g	生地 15g
橘皮 12g	竹茹 15g	柿蒂 9g	枇杷叶 10g
法半夏 10g	旋覆花 15g	代赭石 20g	白芍 30g
生姜 6 片			

4 剂，日 1 剂，早晚分服

按语：患者肺癌，且化疗后，久病体虚，根据其症状及舌脉，可诊断为胃阴不足证，予以沙参、麦冬、玉竹、生地滋养胃阴。呃逆在中医上被称为"哕"，为胃气上逆所致，最早《素问·宣明五气篇》曰：胃为气逆，为哕。呃逆总由胃气上逆动膈而成，故予以加柿蒂、竹茹、橘皮等可理气和胃，降逆平喘，以提高疗效，加枇杷叶可助肺气宣降，亦有助于胃气和降。结合患者舌尖红、脉弦细表现，考虑患者可能存在肝郁化火伤阴，致胃阴被伤，加白芍可养阴柔肝，旋覆花、代赭石则取自旋覆代赭汤，旋覆花、代赭石合用可镇肝降逆和胃，加生姜益胃气。同时配合针刺中脘、内关、天突，药针合用，患者 3 日后症状缓解。

第五节 泄泻

医案一：

宋某，女，83 岁，退休，2020 年 7 月 8 日来诊。主因"间断性大便次数增多 6 年，加重伴腹痛恶心 1 周"就诊。患者 6 年前无明显诱因出现大便次数增多，每日 5 ~ 6 次，大便呈稀水样或糊状，时伴恶心、反酸、胃灼热，无黏液脓血便，多次就诊于太原某院，住院期间因血压偏高，未行肠镜，予抗感染、补液对症支持治疗，好转后出院。出院后因反复腹泻、上腹部反酸不适常年口服思密达、兰索拉唑肠溶片，症状稳定。1 周前患者无明显诱因再次出现大便增多，每日 4 ~ 5 次，呈稀水样或糊状，夹有未消化食物，腹胀、腹痛、肠鸣，遇温则减，恶心，呕吐 1 ~ 2 次，吐出胃内容物，吐后腹胀可舒，反酸、烧心，口干、口苦，伴头晕乏力。腹部 CT：可见左侧腹腔部分肠管略扩张、积液，并见数个小气液平，排除肿瘤占位，考虑不完全性肠梗阻。舌淡尖红，苔薄白，脉细缓。

中医诊断：泄泻（脾肾阳虚证）。

治法：温补脾阳。

处方：乌梅丸加减。

乌梅 20g	桂枝 10g	黄连 4g	黄柏 9g
当归 10g	太子参 20g	小茴香 9g	生姜 10g
炒白芍 25g	炙甘草 10g	山药 30g	葛根 30g
炒枳壳 25g	槟榔 9g	厚朴 9g	酒大黄 3g
附子 6g	茯苓 20g	乌药 12g	陈皮 12g

免煎，日 1 剂，早晚分服，水冲服

服药 5 剂后症状明显缓解。得效守方以巩固疗效。15 剂后停服，后未复发。

按语：患者老年女性，脾肾阳虚，阳虚推动无力，温煦失职；肠中水液停滞寒化，进一步阻碍脾之运化、肾之温煦，加重水湿内停，造成清阳、浊阴升降失常，夹瘀血阻滞，肠道停止蠕动而导致气闭，故可见肠鸣，腹胀，遇温则减，恶心，反酸，头晕不适，大便频多但不畅等症状；郁久化热，可见口干口苦，舌淡尖红。故予以辛开苦降、通阳化饮、行气通腑治疗。方中附子、桂枝温阳散寒，佐以黄连、黄柏清热，予以槟榔、厚朴、炒枳壳、乌药、小茴香理气，促进肠蠕动而泻腑，太子参、当归、白芍益气补血。诸药相合，阳气振作，气滞得以温通则开。《素问·生气通天论》载："阳气者，若天与日，失其所则折寿而不彰，故天运当以日光明，是故阳因而上，卫外者也。""阳者，卫外而为固也。"只要机体卫外的阳气正常，虽有贼邪不能害也，否则内闭九窍，外壅肌肉，卫气散解。因卫气属阳，又称卫阳，而一身之阳气根于下焦肾，肾为先天之本，脏腑功能活动的原动力——元气，由肾中阳气所化生，靠水谷精微的不断充养，才能保证旺盛的功能。五脏之阳气非此不发，说明肾阳对人体的重要性，故温补肾阳是温里祛寒的根本。体内阳气亏虚则内寒生，而寒主收引，寒盛气血凝滞，瘀滞于体内，导致经络血脉气血涩而运行迟缓，不通则痛；阳虚内寒，少火亏虚，外则卫外不固，不能温煦肌肤，内则腐熟蒸化水谷功能低下，阴无以化；外见畏寒怕冷，食欲下降，易腹泻，内见气血津液亏虚，以及因阳虚寒凝导致的气滞、血瘀、痰湿、水饮、湿滞等病理产物，从而诱发或者产生诸多现代常见的痛风、肿瘤、消化、风湿免疫等相关疾病。临床中这类患者仅用温里祛寒、温补阳气不足以祛其有余之邪，还需用辛散通达之品温化、温散、温消寒邪所致的病理产物，使阳气通达全身，再佐以理气、活血、通络、化湿、消饮。

医案二：

宋某某，男，56岁，工人，2018年9月3日就诊。患者2日前阴雨天受凉后出现腹泻症状，起初为黄色稀便，之后泻下物如水，每日约7~8次，伴脘腹满闷，身体困重，无腹痛、呕吐，口服肠炎宁片、诺氟沙星胶囊等，泄泻仍不止。患者近2日饮食减少，小便减少，舌淡苔白腻，脉滑。

中医诊断：泄泻（水湿内盛证）。

治法：健脾燥湿，淡渗分利。

处方：胃苓汤加减。

猪苓 12g	泽泻 12g	茯苓 12g	炒白术 12g
桂枝 12g	苍术 15g	厚朴 12g	陈皮 12g

炙甘草 9g　　　　　生姜 3 片　　　　　大枣 5 枚

4 剂，日 1 剂，早晚分服

按语：外感寒湿，侵袭胃肠，脾失健运，升降失调，清浊不分，传导失司，故大便清稀如水；水湿停滞，阻碍气机，而见脘腹胀满；水湿阻于肢体，则周身困重；水湿代谢失常，则小便减少。方中泽泻利水渗湿，茯苓、猪苓淡渗，增强利水渗湿之力；白术、苍术健脾而运化水湿，能使湿去而脾运有权，脾健则湿邪得化，而不直驱于下；桂枝既外解太阳之表，又内助膀胱气化；厚朴善能行气消满，兼而祛湿；陈皮理气和胃，芳香醒脾；甘草甘缓和中，调和诸药，煎加姜枣，调和脾胃。

医案三：

薛某，男，68 岁，农民，2019 年 7 月 28 日来诊。反复发作泄泻 10 年余，每遇天冷受凉、进食生冷或辛辣刺激食物即发作，轻则每日 1~2 次，重则每日 5~6 次。发作时先有腹胀、腹痛，旋即肠鸣腹泻，便下软溏，或纯下稀水，夹见水谷不化，肛门坠胀，精神饮食欠佳，脘腹胀闷不舒，面色少华，神疲乏力，少气懒言。平素睡眠不佳，夜间可间断入睡 2~3 小时。曾多次就诊于私人诊所，予以口服中药调理，效不佳。此次来诊，舌质淡，苔白，脉细弱。

中医诊断：泄泻（脾胃虚弱证）。

治法：健脾益气，化湿止泄。

处方：参苓白术散加减。

党参 15g　　　　炒白术 20g　　　　茯苓 10g　　　　炙黄芪 30g

当归 10g　　　　山药 15g　　　　炒薏苡仁 15g　　　扁豆 15g

远志 15g　　　　炒酸枣仁 30g　　　生龙骨 20g　　　茯神 15g

生牡蛎 20g　　　陈皮 12g　　　　升麻 10g　　　　焦山楂 15g

5 剂，日 1 剂，早晚分服

按语：患者大便次数增多，粪便稀溏，甚则如水样，属中医"泄泻"范畴。患者久泄，属虚，脾虚健运无权，水谷不化精微，湿浊内生，则发生泄泻，其舌脉亦可佐证，予以党参、白术补益脾胃之气，茯苓、山药、薏苡仁、扁豆既可和胃理气健脾，亦可渗湿止泻，标本兼顾。患者脾虚，气血生化不足，则面色少华，神疲乏力，中气下陷，则肛门坠胀，予以当归补血，黄芪、升麻补气健脾，升举阳气，远志、炒酸枣仁、茯神养心安神，生龙骨、生牡蛎重镇安神，焦山楂健脾助运，改善食欲，陈皮促进中焦运化，畅通气机。

第六节　痢疾

贾某，男，40 岁，工人，2018 年 7 月 16 日就诊。患者昨晚与朋友进食烧烤，半夜出现腹痛、腹泻症状，大便有白色脓样物，大便 3 次后，仍觉腹痛欲便，但便不出，晨起就诊于我院，查血常规提示白细胞、中性粒细胞升高，便常规可见白细胞及红细胞。舌红苔白腻，脉滑数。予口服盐酸左氧氟沙星胶囊，每次 0.2g，每日 2 次，口服补盐液。

中医诊断：痢疾（湿热痢）。

治法：清肠化湿，调气和血。

处方：芍药汤加减。

黄芩 12g	黄连 6g	白芍 20g	木香 9g
槟榔 12g	大黄 9g	肉桂 3g	当归 12g
茯苓 15g	苍术 12g	厚朴 12g	陈皮 12g
炙甘草 9g			

4 剂，日 1 剂，早晚分服

按语：湿热之邪壅滞肠中，气机不畅，传导失常，故腹痛，里急后重；湿热熏灼肠道，脂络受伤，气血瘀滞，化为脓血，故下利赤白；舌红苔白腻，脉滑数，为湿热征象。方中白芍柔肝理脾，调和气血，止泻痢腹痛，为君药；大黄泻热祛积破瘀，使积滞除，瘀血去，则下痢可止，为通因通用之法；黄芩、黄连清利湿热，木香、槟榔行气导滞；茯苓、苍术、厚朴、陈皮健脾燥湿；当归柔肝和血，配大黄有行瘀之用，即行血则便脓自愈，调气则后重自除；肉桂辛热，可防苦寒伤中，又助行血之力；甘草益胃和中，调和诸药，与白芍相配又能缓急止痛。

第七节　便秘

医案一：

孟某某，女，32岁，幼师，2018年10月8日就诊。患者1月前顺产1子，产后一直大便难行，约5~7日1次，便干，伴头晕心慌，疲乏无力，睡眠不实，奶水不足。患者产程中有出血，产后查血红蛋白78g/L，今日复查血红蛋白为100g/L。舌淡苔薄白，脉细涩。

中医诊断：便秘（营血亏虚证）。

治法：补血和血。

处方：四物汤加减。

熟地12g	当归12g	白芍12g	川芎6g
何首乌15g	玄参15g	火麻仁15g	肉苁蓉15g
茯神20g	炒酸枣仁15g		

4剂，日1剂，早晚分服

按语：患者产后，血虚津少，不能下润大肠，故大便秘结；血虚不能滋养于脑，故头晕；血虚则无以养心，则心悸失眠；血虚不能化气，则疲乏无力；营血不足则无以滋生奶源；舌淡脉细涩，为阴血不足之象。方中熟地长于滋阴养血，当归补血和血，白芍养血柔肝和营，川芎活血行气，调畅气血，阴柔之熟地、白芍配以辛温之当归、川芎，则补血而不滞血，和血而不伤血；肉苁蓉、何首乌补益精血，润肠通便，火麻仁润肠通便，滋养补虚；玄参养阴润燥而通便，茯神、炒酸枣仁安神助眠。

医案二：

朱某，男，40岁，司机，2018年10月15日就诊。患者10日前出现大便少而干症状，3~4日一行，伴腹胀嗳气，食后尤甚，排气后胀减，饮食量减，口服多潘立酮片5日，大便仍不见改善。患者体型肥胖，腰围尤粗，舌红苔白腻，脉沉滑。

中医诊断：便秘（痰湿气滞证）。

治法：理气化湿，消食除胀。

处方：木香顺气汤加减。

木香 9g	香附 15g	陈皮 12g	半夏 12g
茯苓 12g	炙甘草 9g	枳实 12g	生白术 12g
砂仁 9g	莱菔子 12g	神曲 12g	杏仁 9g

4剂，日1剂，早晚分服

按语：患者体型肥胖，为痰湿体质，脾为中枢，主升清降浊，脾为湿困，则中枢运转能力下降，导致传导失常，故大便秘结；脾气不运，则纳食减少；腑气不通，则气不下行而上逆，故嗳气频作；糟粕内停，加重气机郁滞，则腹胀，得矢气则减；舌苔白腻，脉沉滑为痰湿气滞之象。方中木香、香附、枳实辛行苦泄而行气，通腑除胀；陈皮理气健脾，燥湿化痰，半夏燥湿化痰，茯苓、白术健脾祛湿；砂仁化湿行气，芳香醒脾；莱菔子、神曲消食除胀；杏仁润肠通便；甘草补脾益气调中。

第五章　肝胆系疾病

第一节　胁痛

杨某，男，63岁，农民，2019年5月13日来诊。患者平素偏食肥甘厚腻，脾气暴躁，近半月来诉胁肋部胀痛不适，口苦，恶心呕吐，耳鸣，晨起双目干涩，睡眠差，小便黄赤，大便黏臭不爽，兼有身热，皮肤发黄，舌红苔黄腻，脉弦滑数。

中医诊断：胁痛（肝胆湿热证）。

治法：清热利湿。

处方：龙胆泻肝汤加减。

龙胆草 10g	栀子 10g	黄芩 9g	川楝子 12g
枳壳 6g	延胡索 9g	生地 15g	当归 12g
茯苓 12g	车前子 9g	金钱草 9g	木通 6g
柴胡 9g	白芍 12g	茵陈 15g	

5剂，日1剂，早晚分服

按语：患者以胁肋部胀痛为主症，可诊断为中医胁痛病。胁痛以肝气郁结，肝失于条达为因，故疏肝解郁，理气止痛是治疗胁痛的常用之法。肝为刚脏，体阴而用阳，治疗之时宜柔肝而不宜伐肝。临证治疗使用疏肝理气药物时，尽量选择轻灵平和之品，且注意配伍柔肝养阴药物，即治疗胁痛应疏肝柔肝并举。方中以川楝子、枳壳、延胡索疏肝理气止痛，柴胡疏肝解郁，调肝木之横逆，白芍、当归、生地滋阴养血，从而使肝体得养，肝用能舒，阴阳体用得以平衡。加之患者嗜食肥甘厚腻，饮食不节，损伤脾胃，湿热内生，郁于肝胆，故为肝胆湿热证，予以龙胆草清热利湿，茯苓淡渗利湿。患者兼见发热、皮肤发黄，加茵陈清热利湿退黄，车前子、金钱草、木通渗湿清热，黄芩、栀子清肝泻火。服方后，胁痛、耳鸣症状明显减轻，脾气暴躁较前有所改善。

第二节　黄疸

宋某，男，53岁，工人，2019年12月9日来诊。既往饮酒史20余年，每日半斤。患者于3年前发现腹胀伴右侧胁肋部疼痛，伴身目发黄，化验肝功能提示异常，就诊于山西省人民医院，诊断为"酒精性肝硬化失代偿期"，予以保肝、退黄、利尿、降酶等治疗好转。后间断身目发黄，伴胁肋疼痛不适，间断口服芪苓益肝颗粒治疗。本次来诊，患者身目发黄1周，色泽晦暗，脘痞，腹胀满，胁肋隐痛不适，口干口苦，肢体倦怠，饮食欠佳，大便溏薄，舌淡苔腻，脉濡缓。

中医诊断：黄疸（脾虚湿滞证）。

治法：健脾养血，利湿退黄。

处方：黄芪建中汤加减。

炙黄芪 30g	桂枝 12g	炒白术 10g	茯苓 15g
生姜 12g	白芍 20g	当归 10g	茵陈 20g
大枣 10g	炙甘草 10g	泽泻 12g	陈皮 12g
山药 15g	山楂 15g	神曲 15g	干姜 10g

5剂，日1剂，早晚分服

按语：患者明确诊断为肝硬化，此次来诊，身目发黄，中医上属"黄疸"。黄疸形成的关键是湿邪为患，如《金匮要略》指出"黄家之所得，从湿得之"，病理表现有湿热和寒湿两端。患者久病，脾阳受伤，则湿从寒化，表现为"阴黄证"，身目发黄色泽晦暗，伴脘腹痞满，神疲纳差，证属脾失健运，气血亏虚，湿滞残留，予以黄芪、桂枝、生姜、白术益气温中，患者久病，加干姜以增强温中散寒之力，当归、白芍、甘草、大枣补养气血，茵陈、茯苓、泽泻利湿退黄，患者纳食欠佳，加山药、山楂、神曲健脾消食。

第三节 鼓胀

李某，男，38岁，农民，2019年7月12日来诊。患者于3年前开始自觉腹胀不适，腹部逐渐隆起，腹皮绷急，脉络怒张，形体消瘦，神疲乏力，面色萎黄，纳食尚可。小便少，大便溏，舌淡苔白腻，脉濡。视诊腹部膨隆，叩诊为实音，移动性浊音阳性。B超提示：肝硬化腹水。

中医诊断：鼓胀（寒水困脾证）。

治法：温中健脾，行气利水。

处方：参苓白术散加减。

党参15g	干姜10g	吴茱萸6g	炙黄芪10g
山药15g	茯苓15g	炒白术15g	薏苡仁15g
泽泻10g	大腹皮10g	陈皮10g	厚朴10g
焦山楂10g	焦神曲10g	焦麦芽10g	炙甘草3g

10剂，日1剂，早晚分服

按语：寒湿困脾鼓胀，或因饮食所伤，或因肝气郁结，横逆克土，损伤脾胃。脾虚则运化失职，清阳不升，浊阴不降，水谷精微不得滋养脏腑，寒湿困脾，水湿停滞，故腹胀满。此病例本为脾土亏虚，标为水湿停滞，故予以益气温阳健脾，运化水湿。邪实需祛，茯苓、泽泻、薏苡仁健脾利水，大腹皮、陈皮、厚朴行气消胀。本病例尚有正虚，故采用攻补兼施之法。参苓白术散有补脾益气之功效，加温中之干姜、吴茱萸，可扶助正气，使之自得健运，邪无所留而胀消矣。

第四节 瘿病

祁某，女，54岁，农民，2018年4月8日来诊。患者于2年前发现双手震颤，平素容易出汗，汗出量多，面部烘热，眼球突出，心慌明显，可自行触及颈前正中两旁轻度肿大，就诊于太原市第二人民医院，化验甲状腺功能提示甲状腺功能亢进，行甲状腺 B 超示：甲状腺多发实质性结节，左侧中部 3.1×2.9mm，1.8×2.3mm，右侧中部 3.4×2.8mm，TI-RADS 4a 类，诊断为甲状腺结节。舌质红，苔薄黄，脉弦数。

中医诊断：瘿病（肝火旺盛证）。

治法：清肝泻火，清瘿散结。

处方：栀子清肝汤加减。

栀子 15g	丹皮 10g	当归 10g	白芍 15g
柴胡 12g	黄连 12g	黄芩 12g	夏枯草 12g
生牡蛎 10g	石决明 12g	浙贝母 10g	合欢皮 15g

10 剂，日 1 剂，早晚分服

按语：瘿病，古籍中称瘿、瘿气、瘿瘤、影袋等名，类似于单纯性甲状腺肿、甲状腺功能亢进症、甲状腺炎、甲状腺腺瘤、甲状腺癌等疾病。气滞、痰凝、血瘀壅结于颈前是瘿病基本病机，而以气滞为先。患者性情急躁易怒，烦热，心悸，眼突，脉数，可诊断为"肝火旺盛证"，证属痰气交阻，气郁化火，壅结颈前，故应清肝泻火，消瘿散结，予以栀子、丹皮、黄芩、黄连清肝泻火，夏枯草、生牡蛎、浙贝母软坚散结，柴胡、合欢皮疏肝解郁，当归养血活血，白芍柔肝。患者手抖症状明显，加石决明平肝息风。建议患者定期复查甲状腺功能、甲状腺 B 超，必要时予以手术治疗。

第六章　肾系疾病

第一节 水肿

医案一：

吴某某，女，48 岁，个体经商，2018 年 3 月 19 日就诊。患者 1 周前无明显诱因出现双眼睑、双足浮肿，伴乏力，恶风，多汗，周身困重酸痛，不思饮食，食后腹胀，小便较前减少，于我院查尿常规未见明显异常。舌淡苔白滑，脉浮。

中医诊断：水肿（气虚水湿停聚证）。

治法：益气祛风，健脾利水。

处方：防己黄芪汤加减 。

防己 12g	生黄芪 20g	生白术 12g	茯苓 12g
泽泻 12g	陈皮 12g	砂仁 6g	炙甘草 6g
生姜 3 片	大枣 5 枚		

5 剂，日 1 剂，早晚分服

按语：表虚不固，外受风邪，水湿郁于肌表经络之间，发为水肿；表虚不固，则恶风多汗，水湿停滞肌腠，则身体困重酸痛；乏力，舌苔白滑，脉浮，为气虚外感风湿之象。方中黄芪益气固表，且能行水消肿，防己祛风行水，两者相配，祛风不伤表，固表不留邪，且又行水气，共为君药；泽泻利水渗湿，白术、茯苓补气健脾祛湿，增强益气固表和祛湿行水之力；陈皮理气健脾，砂仁化湿行气，且能醒脾开胃，取气行则水行之意；生姜、大枣解表行水，调和营卫，甘草培土和中，调和药性。

医案二：

沈某，男，68 岁，农民，2019 年 9 月 9 日就诊。患者 10 余年前于我院确诊为 2 型糖尿病，口服盐酸二甲双胍肠溶片、格列美脲片等控制血糖，未规律监测，血糖控制不稳定。3 年前发现双下肢水肿，足踝部、胫前按之凹陷，下午较重，晨起稍减轻，就诊于我院，查空腹血糖约 12.0mmol/L，尿蛋白 3+，住院治疗，降糖方案调整为皮下注射胰岛素，出院后血糖控制尚可，空腹约在 6.5~7.5mmol/L 之间，复查尿常规仍有尿蛋白，有时 2+，有时 3+。患者目前双下肢水肿，口干，乏力，身重，时常腰困，舌红苔黄，脉细数。

中医诊断：水肿（气阴两虚，湿热郁结证）。

治法：益气养阴，清热化湿。

处方：芪脉地黄汤加减。

生黄芪 30g	当归 12g	麦冬 12g	党参 12g
生地 15g	苍术 12g	茯苓 12g	泽泻 12g
丹皮 12g	黄连 6g	肉桂 3g	防己 15g
五味子 12g			

6 剂，日 1 次，早晚分服

按语：气虚无力推动，则水湿停聚，乏力；阴虚易生内热，则口干多饮；水热互结，阻于肢体，则身重，腰困；舌红苔黄，脉细数，为气阴两虚，湿热郁结之象。方中黄芪补气利水而消肿，党参益气生津而止渴，麦冬、生地清热养阴，润肺生津，五味子敛肺止汗，生津止渴，当归补血活血，血生则气旺，血行则水行，丹皮、茯苓、泽泻为"三泻"，渗湿浊，清虚热，苍术、黄连清热燥湿，防己利水消肿，另加少量肉桂，以鼓舞气血生长。

医案三：

刘某，女，38 岁，工人，2019 年 10 月 9 日来诊。患者 3 年前感冒后出现双侧眼睑水肿症状，继而遍及全身，经服中药治疗后水肿症状缓解（具体方药不详）。患者近 3 年来水肿症状时轻时重，水肿以腰以下为甚，按之凹陷不易恢复，纳呆便溏，四肢倦怠，乏力气短，小便短少，舌淡苔白腻，脉沉缓。

中医诊断：水肿（脾阳不振，土不制水证）。

治法：健脾温阳利水。

处方：实脾饮加减。

生白术 12g	茯苓 10g	木瓜 6g	炙甘草 6g
木香 6g	厚朴 6g	大腹皮 6g	泽泻 6g
干姜 6g	草果 6g	制附子 3g	桂枝 12g
生姜 3 片	大枣 3 枚		

5 剂，日 1 剂，早晚分服

按语：水肿当辨"阳水"与"阴水"，发病较急，成于数日之间，肿由面目开始，自上而下，继而全身，肿处皮肤绷急光亮，按之凹陷，兼有风寒、风热等表证，病程较短，多为"阳水"；而起病较缓，肿多由足踝部开始，遍及全身，肿处皮肤松弛，按之凹陷不易恢复，多为"阴水"。患者年轻女性，3 年前外感后突发水肿，当属"阳水"，3 年来水肿症状反复发作，当属"阴水"，究其原因，或病情迁延不愈，或失治误治，日久病情进展，损伤脾胃。脾阳不振，水湿内生，故予以干姜、桂枝、草果、附子健运脾阳，温阳散寒利水，白术、茯苓、炙甘草、生姜、大枣健脾益气，茯苓、泽泻、木瓜利水消肿，木香、厚朴、大腹皮理气行水治疗。

第二节　淋证

医案一：

严某，男，45 岁，农民，2019 年 7 月 18 日来诊。患者于 4 天前突然出现小便不利，点滴而出，自感小便排出困难，排出小便时灼热刺痛感明显，小腹部拘急胀痛，伴有恶寒、口苦、咽干、恶心等症状，小便黄，大便秘结，舌红苔黄腻，脉滑数。曾就诊于太钢医院，化验血白细胞升高、血沉增快，尿白细胞≥5/HPF，西医诊断为急性尿路感染。

中医诊断：淋证（热淋）。

治法：清热解毒，利湿通淋。

处方：八正散加减。

萹蓄 15g	瞿麦 15g	车前子 12g	黄连 6g
黄芩 9g	黄柏 6g	草薢 15g	滑石 12g
金银花 15g	紫花地丁 15g	柴胡 20g	大黄 6g
木通 6g	炙甘草 10g		

5 剂，日 1 剂，早晚分服

按语：患者以小便频数刺痛为主要症状，中医可诊断为"淋证"，尿短赤而灼痛是膀胱湿热所致热淋证候，舌脉可辅助诊断。汉代张仲景在《金匮要略》中将其病机归结为"热在下焦"，证机为湿热蕴结下焦，膀胱气化失司，故导致小便灼热刺痛。方中萹蓄、瞿麦、车前子、滑石、草薢利湿通淋，黄连、黄芩、黄柏清热利湿，金银花、紫花地丁清热解毒，大黄清热泻火，《本草纲目》曾言大黄主小便淋沥，大黄有导血毒从小便出，使上炎之火下泄的作用，且患者大便秘结，故加大黄通利二便。患者伴见恶寒、口苦、呕恶症状，邪郁少阳，予以黄芩、柴胡和解少阳，木通加强利尿通淋作用。

医案二：

于某，男，67岁，曾为司机，2019年12月10日来诊。既往有慢性前列腺炎病史，患者诉小便时疼痛，涩痛不甚，但淋沥不尽，时发时止，遇劳累则发作。此次小便不畅10余日来诊，排尿不畅，尿频、尿急，小便涩痛不适，尿色黄，少腹部有坠胀感，伴有腰膝酸软，面色少华，神疲乏力，舌淡红，脉沉细略数。

中医诊断：淋证（劳淋）。

治法：补脾益肾，清利化湿。

处方：无比山药丸加减。

党参 15g	生黄芪 15g	山药 12g	茯苓 12g
薏苡仁 12g	泽泻 12g	山茱萸 20g	桑寄生 20g
扁豆 12g	菟丝子 15g	萹蓄 20g	车前草 15g
瞿麦 20g	续断 15g	金樱子 15g	知母 10g

5剂，日1剂，早晚分服

按语：患者以小便淋沥刺痛为主症，可诊断为淋证。患者年龄大，加之久病，肾气亏虚，无力抗邪，致使病情缠绵难愈，反复发作。病机以脾肾亏虚为本，湿热为标，治当标本兼顾。患者此次症见小便涩痛，尿黄，舌淡红，脉沉略数，可辅助诊断。方中党参、黄芪、山药益气健脾，茯苓、薏苡仁、泽泻、扁豆化湿利水，山茱萸、桑寄生、菟丝子、金樱子补肾固本，萹蓄、瞿麦、车前草清热利湿，知母助泻热。患者腰膝酸软，加续断补肝肾，强腰膝。患者服用上方一月后，小便涩痛好转，腰部不适好转，精神好，但诉睡眠欠佳，予以上方加生龙骨、生牡蛎，再服五剂。

第七章　气血津液疾病

第一节 郁证

医案一：

刘某，女，19岁，运动员。患者诉2年前吃减肥药后，出现饭后胃脘胀、呃逆、食欲不佳、失眠等症，情绪越来越低落，后被诊断为抑郁。右脉沉弱，左脉细弦。

中医诊断：郁证（阳虚肝郁证）。

治法：温阳解郁。

处方：乌梅丸加减。

乌梅 30g	花椒 10g	细辛 10g	当归 15g
炙甘草 15g	吴茱萸 10g	半夏 10g	附子 30g
党参 30g	干姜 30g	黄连 6g	

7剂，日1剂，早晚分服

二诊：服药后心烦减轻，睡眠程度有加深，见到饭菜有食欲，自觉比服抗抑郁药效果要好，呃逆、胃胀减轻，大便黏，口仍干。右脉沉细紧，左脉沉弦。处方如下。

党参 15g	炙甘草 10g	石斛 10g	干姜 30g
附子 30g	乌梅 30g	厚朴 15g	当归 15g
砂仁 30g	北沙参 15g		

30剂，日1剂，早晚分服

次诊时因其用药良好，且家在外地，此次想到带些药回家治疗，遂处以30剂。后以此方加减调整2月余，停抗抑郁药。其自觉精神状态饱满可参加训练比赛，即提出归队请求，单位要求其参加心理测试后再考虑，其在国家权威机构进行心理测试，完全正常，故单位接纳其归队，恢复了其正常训练、比赛活动。

按语：此运动员将未能参加国际大赛归因于自身形象问题继而服用减肥药，即表现为行为的偏激，后在服用减肥药的过程中，睡眠、饮食功能越来越差，加之情绪不快，纠结自责逐渐发为抑郁。中医虽将此有志不得、所思不遂归于肝郁之范畴，但是患者初诊来时，未现肝郁之弦脉，并非其无肝郁之证，而是患者阳气虚弱，为肝阳不充不能主升发条达之肝郁，见左脉以阴脉为主，患者左脉寸弱关细弦尺沉细弦，乃阳虚为主伴阴虚津亏之候。左关脉主肝，肝阳不足，不能主一身之气机，肝气所以能舒达者，是肝阳充足之故也。此种肝郁，柴胡剂类疏肝解郁之方非正治，以机体无足够之阳气可供以疏通气机，愈用疏肝之治法则愈竭肝气、耗伤肝阴，当以温阳为先，肝阳充足，肝气自能升发条达，肝阳升发，则心阳充足，心君阳气不虚，则少气懒言，身重喜卧，不思饮食，心中若有不胜其愁苦之境者皆可得治，以心主神明之职恢复也。左脉见阴脉，尤以沉弦微细见者，宜乌梅丸法处置。乌梅丸为升发肝阳之第一要方，方中集经方温阳之群药，大温阳气，当归养血，乌梅生津以滋阴敛阳，人参益气生津，黄连清郁热。在初诊中，以乌梅丸为底方，因左脉位低沉，左关脉虽见细弦象，而脉位仍是沉位，加吴茱萸温中暖肝阳，开郁化滞，疏肝而下气，方中集经方温阳药为一炉，大破寒凝，扶元阳、充心阳、暖脾阳、健脾阳、固肾阳，当归养肝血，乌梅生津以敛所扶之阳，全面振奋机能，提升心境，黄连苦寒，清心除烦，配合诸温阳药物又有健胃之能，右关滑上冲，遂见胃气不得肃降之表现，佐以半夏降胃气以止呃逆，但其因脾阳不运而致胃气不能肃降，故以扶阳健脾为本，佐以半夏即可，若见胃气上逆诸症即施以降胃气之方，乃不能其要也。

次诊时精神见好，睡眠、饮食皆改善，虽有心烦，但是整体情绪趋于稳定，自觉疗效好于抗抑郁药。因抑郁症并非只有大脑内神经递质的改变，而是全身机能的改变，抑郁症治疗中的关键问题是如何使患者的躯体症状和精神障碍尽可能得到全面协调改善，然而这一追求是几乎所有现代抗抑郁药物难以达到的。中医药治疗抑郁症立足于整体调节，能从根本上改善抑郁症状，对于抑郁症的防治具有重要意义。乌梅丸升发肝阳，全面振奋机体机能，提升心境，为治疗郁证肝阳不足、阳气不能升发之要方。

自从服用减肥药后，患者口干之症一直伴随，减肥药多破坏人体正常的胃肠功能，产生抑制食欲、减少吸收、睡眠功能障碍等副作用。次诊时，患者双关脉皆现浮象，乃阳气恢复之征，因乌梅丸升发肝阳之力最为迅捷。虽然如此，寸脉与尺脉仍以阴脉见现，阳虚仍然为本，虚热乃为阳气恢复过程中之一过性表现，脉象上见双手关脉浮象，此为阳气恢复之故，阴证转阳之候，如《伤寒论》"少阴中风，脉阳微阴浮者，为欲愈"，"厥阴中风，脉微浮，为欲愈；不浮，为未愈"，此处浮脉当为脉位由沉转浮之意。此次在乌梅丸中去花椒、细辛、吴茱萸等温热之品，加石斛滋养胃阴，生津液，促进胃液分泌，助消化；加北沙参益胃生津，除邪热，去惊烦；加厚朴温中燥湿，宽中除胀，配合砂仁健运脾阳，砂仁有纳气归肾之用，肾气固则志气强，情绪稳定，不易激惹，砂仁辛温行气，同时是为增强脾阳之运化，消化北沙参、石斛等阴柔之品做铺垫，本为阴证，不能因阴柔之品牵制欲动之生机也。

此案中，初诊用乌梅丸加吴茱萸，原方虽无吴茱萸，但左关脉沉弦、沉紧之甚者，可合而用之无碍。乌梅丸集温药为一体，振奋元阳，升发肝阳而充心阳，凡左脉现沉弦细微弱者，可予此方加减治之。肝阳充足则能履升发条达之职，心君阳气充沛则阴邪无可留置，心中自无愁苦之境，非养心安神之品之所能，此经方求根本之所能也。

医案二：

王某，女，45岁，无业，2018年12月19日来诊。患者患有抑郁症，失眠严重，自杀一次被救回，多年间遍寻名医，观其所开方药均是酸枣仁搭配一堆清热重镇安神的矿石药，如珍珠母、牡蛎、磁石，偶尔搭配一些活血化瘀的中药，如川芎、丹参，酸枣仁最大剂量到达70g亦丝毫无效，西药安定片初服有效，服久则无效。现症见：全身倦怠，肌肉疼痛，晚上睡不着白天没精神，睡着后又经常做噩梦被吓醒，思想负担极重，直言想自杀，口不苦、不干、不渴，四肢常年冰冷，对事物没有太大热情，二便基本正常，舌苔白腻，舌下静脉无曲张，脉沉迟。

中医诊断：郁证（脾胃虚寒证）。

治法：温中补虚。

处方：理中汤合麻黄附子细辛汤加减。

柴胡 10g	白芍 10g	枳实 10g	炙甘草 5g
党参 10g	干姜 10g	生白术 20g	麻黄 10g
炮附子 15g	细辛 5g	白薇 10g	

7剂，七碗水先煎附子、麻黄30分钟，去沫，再加其他药材浸泡30分钟，先大火再小火煎至三碗水，白天三次分服，每次一碗。

医嘱：1.心情愉悦，放松压力。2.睡前温水泡脚，帮助睡眠。

二诊（2018年12月26日）：症状无变化，麻黄用到10g无不良反应，上方倍用党参、干姜、炮附子、细辛，白术加至30g，煎法、服法同前。

三诊（2019年1月4日）：白天精神变好，晚上也睡得比以前踏实，守二诊方7剂。

四诊（2019年1月11日）：睡眠比较踏实，未做噩梦，胸闷痛，舌苔厚腻，脉沉。上方去白芍，加瓜蒌20g，薤白10g，白酒两勺，14剂，煎法、服法同前。

按语：观其前医处方，皆以酸枣仁汤为主方，再加一些清热重镇安神、活血化瘀之药，魏师以为，一见失眠即用酸枣仁疗效实属不佳，且酸枣仁价格昂贵，增加经济负担。口虽不苦不干，脉亦不弦，但凭思想负担极重、四肢常年冰冷、肌肉疼痛三点，愚仍认为属于柴胡证，何解？阳气郁结，阳气不到之处便觉冰冷，神经过度紧张，大脑亦紧张，肌肉随之紧张，故觉疼痛，神经过度紧张亦可作为"往来寒热"之延伸，此可用四逆散。晚上睡不着白天没精神，好不容易睡着了又经常做噩梦被吓醒，四肢常年冰冷，舌苔白腻，舌下静脉无曲张，脉沉迟，既有阳气郁结一面，亦有阳气不足一面，本症失眠是由于晚上睡不着所以白天没精神，可用麻黄附子细辛汤白天服用振奋精神，晚上自得安睡，予理中汤合麻黄附子细辛汤加白薇，白薇对做噩梦效佳。

医案三：

常某某，女，48 岁，家庭妇女，2019 年 7 月 15 日来诊。因与丈夫分居心情抑郁而病。患者平素性情急躁易怒，来诊时见心烦、头晕头痛、失眠，胸胁胀满、口苦、口臭而干，时欲太息，月经量少，色紫，有血块，嗳气频作，嘈杂吞酸，大便秘结，舌红苔黄，脉弦数。

中医诊断：郁证（气郁化火证）。

治法：疏肝解郁，清肝泻火。

处方：丹栀逍遥散加减。

柴胡 12g	白芍 12g	当归 12g	茯苓 9g
生白术 9g	炙甘草 9g	牡丹皮 6g	栀子 6g
郁金 5g	醋香附 5g	黄连 6g	龙胆草 9g
菊花 9g	生牡蛎 9g		

5 剂，日 1 剂，早晚分服

按语：郁证是由原本肝旺，或体质素来虚弱，附加情志所伤引起的气机郁滞，肝失疏泄，从而五脏气血失调。患者性情急躁易怒，口苦咽干，便秘，舌红苔黄，为火郁。气郁日久化火，则为火郁，其治疗当遵循"气郁达之""火郁发之"之义，宜用舒达肝胆气机之品加以清热药物，疏肝解郁当兼顾养血柔肝，选用柴胡、郁金、香附疏肝解郁，牡丹皮、栀子清解肝经郁火，当归、白芍养血柔肝；肝郁离不开脾胃虚弱，加茯苓、白术、炙甘草健脾和中。当归之品养血活血者，补肝之体，行血之滞；白术之品健脾者，补脾之需，防肝侮也。黄连清肝泻火，降逆止呕；龙胆草泻热通肠腑气机，助通便；患者兼见头晕、头痛，属肝郁化火，阴虚阳亢，加菊花、生牡蛎增强清热平肝之效。

第二节 齿衄

赵某，男，32岁，公司职员，2018年5月21日就诊。患者半月前去重庆出差1周，进食较多火锅等辛辣食品，1周前出现牙龈肿痛、出血症状，血色鲜红，伴口干口臭，口唇有溃疡，大便秘结，自行口服阿莫西林胶囊、人工牛黄甲硝唑胶囊4日，牙龈肿痛稍有减轻，刷牙时牙龈仍出血明显。近几日饮食一般，睡眠较差，大便干，2~3日一次。舌红苔黄，脉洪数。

中医诊断：齿衄（胃火炽盛证）。

治法：清胃泻火，凉血止血。

处方：清胃散合泻心汤加减。

生地 15g	牡丹皮 15g	水牛角 9g	黄连 6g
连翘 15g	当归 16g	大黄 9g	黄芩 9g
白茅根 15g	藕节 15g	牛膝 15g	炙甘草 6g

4剂，日1剂，早晚分服

按语：上齿龈属足阳明胃经，下齿龈属手阳明大肠经，患者过食辛辣，导致胃火炽盛，循阳明经脉上熏，以致齿龈红肿疼痛，络损血溢则齿龈出血；胃热上蒸故口干口臭，生口疮；热结阳明故大便秘结；胃不和则卧不安，故辗转难眠；舌红苔黄，脉洪数为阳明热盛之象。方中黄连、黄芩清胃泻火；大黄清热泻火且能通便，连翘清热，且为疮家圣药；生地凉血滋阴，牡丹皮、水牛角清热凉血；白茅根、藕节凉血止血；牛膝导血热下行；当归、甘草养血和中。

第三节 紫癜

阴某某，男，9岁，2019年6月12日来诊。反复性紫癜1年，间断血尿1周。2018年6月5日、7月10日两次发病，于我院儿科住院临床治愈。此次来诊是患儿出现发热、流黄涕、咳嗽、咽红、咽干等症状，2日后发现双下肢外侧有新发紫癜，对称分布，偶有血尿，大便干，小便黄，舌红苔黄，脉细数。实验室检查：血常规正常；尿常规示蛋白(-)，潜血（2+），RBC(++)。西医诊断为过敏性紫癜性肾炎。

中医诊断：紫癜（风热伤络证）。

治法：疏风散邪。

处方：银翘散加减。

桔梗6g	牛蒡子6g	薄荷6g	地肤子6g
知母6g	生蒲黄6g	牡丹皮6g	生地黄6g
板蓝根18g			

2剂，日1剂，早晚分服

二诊（2019年6月14日）：双下肢紫癜面积减小，颜色变浅，无新发紫癜，小便黄赤，咽红咽干减轻。上方去地肤子，加大蓟、小蓟各9g，紫草、茜草各12g等凉血之品以强止血之力，7剂，日1剂，早晚分服。

三诊（2019年6月21日）：紫癜完全消退，小便清，无其他不适，尿常规正常，临床痊愈。

按语：外感风热毒邪，血络受损，则发紫癜；患儿病久耗气，则气虚摄血乏力，病情反复。方以银翘散原方倍用桔梗、牛蒡子、薄荷，强清热之力，加地肤子清热利湿止痒，知母滋阴润燥以通大便，清热润肺以止咳，当归补血活血并可润肠通便，生蒲黄利尿止血，牡丹皮、生地黄清热凉血，板蓝根兼具清热利咽和凉血的功效。诸药合用共奏疏散风邪、清热凉血兼益气养血之效。银翘散是辛凉解表的代表方，主治温病初起、外感风热及一些病属邪在上焦者。魏师总结先人用方经验，结合小儿"脏腑娇嫩，形气未充"及明代儿科名医万全"三有余，四不足"的理论，辨证运用银翘散治疗儿科疾病，每每得效。

第四节　消渴

医案一：

周某某，男，45 岁，司机，2018 年 6 月 25 日就诊。患者半年前出现口干、多饮、多尿症状，2 周前于我院查空腹血糖 9.2mmol/L，糖化血红蛋白 8.0%，诊断为 2 型糖尿病，予口服盐酸二甲双胍肠溶片 0.5g 每日 3 次控制血糖，近几日测空腹血糖在 7.2~8.0mmol/L 之间，但仍口干、多饮明显，小便量多。舌红苔黄燥，脉洪大。

中医诊断：消渴（肺胃热盛证）。

治法：清泻肺胃，生津止渴。

处方：白虎加人参汤加减。

知母 12g	石膏 20g	红参 9g	天花粉 12g
生地黄 12g	葛根 12g	麦冬 12g	藕节 12g
黄芩 9g	黄连 6g	粳米 20g	炙甘草 9g

5 剂，日 1 剂，早晚分服

按语：肺胃热盛，耗损气阴，故口干多饮；燥热伤肺，治节失职，水不化津，直趋于下，故尿频量多；舌红苔黄燥，脉洪大，为肺胃热盛，耗损气阴之候。方中石膏善能清热，以制阳明内盛之热，并能止渴除烦，黄芩、黄连清肺胃热；红参益气生津，知母、天花粉清热生津而止渴，生地、麦冬、葛根、藕节养阴益肺胃之阴而增液；粳米、炙甘草和中益胃，防大寒伤中，炙甘草兼调和诸药。

医案二：

张某，女，54 岁，农民，2019 年 12 月 19 日来诊。2 型糖尿病 5 年余，平素口服格列齐特缓释片 30mg 每日 1 次联合二甲双胍肠溶片 0.5g 每日 3 次治疗，自诉血糖控制尚可，空腹血糖波动于 8~9mmol/L。一周前自觉口干症状加重，尿频，量多混浊，尿中有泡沫，手足心热，腰膝酸软，耳鸣，皮肤干燥，气短乏力，困倦，脘腹胀满，舌质淡红，苔少，脉细数。

中医诊断：消渴（阴虚火旺，兼有气虚证）。

治法：滋阴降火益气。

处方：参芪麦味地黄丸加减。

熟地黄 15g	山茱萸 15g	枸杞子 15g	五味子 12g
山药 15g	茯苓 12g	泽泻 10g	知母 12g
黄柏 12g	牡丹皮 12g	党参 20g	生黄芪 15g
益智仁 15g	桑螵蛸 15g		

5 剂，日 1 剂，早晚分服

按语：患者以口干、尿频为主要表现，有 2 型糖尿病病史，归属于中医"消渴"范畴。消渴的中医病机主要在于阴津亏虚，燥热偏盛，阴虚为本，燥热为标。肾为先天之本，寓元阴元阳，主藏精，患者病久，燥热伤阴，肾阴亏虚则虚火内生，症见口干、多饮、腰膝酸软、手足心热。肾失于濡养，开阖固摄失权，则水谷精微直趋下泄，随小便排出体外，故尿多且浑浊。燥热之邪本易伤气，或兼治疗失当，脾胃反伤，则可见乏力气短；气虚推动无力，则脘腹胀满，故治以益气养阴。方中熟地黄、山茱萸、枸杞子、五味子固肾益精，泽泻、牡丹皮清泻火热，山药、党参、黄芪健脾益气，茯苓健脾渗湿，知母、黄柏滋阴泻火。患者尿量多而混浊，予以益智仁、桑螵蛸益肾缩尿。诸药合用，益气养阴，清虚热，兼调脾肾功能。

医案三：

李某，男，56 岁，工人，2017 年 6 月 12 日初诊。患者自述 9 年前在医院诊断为 2 型糖尿病，平素口服盐酸二甲双胍片、阿卡波糖片降糖治疗，规律锻炼及监测血糖，自测空腹血糖波动在 8~10mmol/L。患者诉近日体重下降明显，近两月体重下降 6 斤左右。口干、多尿症状加重，夜尿频，每晚 3~5 次，伴口苦、汗多、五心烦热等症状。患者时感气短乏力，精神不振。舌淡胖，苔少，脉虚细无力。

中医诊断：消渴（气阴两虚证）。

治法：益气养阴。

处方：生脉散合增液汤加减。

生黄芪 15g	太子参 15g	麦冬 10g	五味子 10g
生地黄 15g	生白术 15g	天花粉 15g	山药 15g
茯苓 10g	玉竹 10g	女贞子 15g	地骨皮 10g

6 剂，日一剂，早晚分服

按语：糖尿病在中医中被称为"消渴"，病机主要在于阴津亏损，燥热偏盛，阴虚为本，燥热为标，二者互为因果。患者患病日久，燥热伤肺胃，可灼伤津液，耗损阴精，故口干、尿频症状加重；苔薄少苔，脉虚细无力，亦为阴虚之象，而见精神不振，气短乏力者，可辨证为气阴两虚之证，故予益气养阴，生津止渴。方中黄芪、山药、茯苓、白术益气健脾，麦冬、生地、天花粉养阴生津止渴，汗多，加五味子敛气生津，五心烦热，加地骨皮、女贞子滋阴清热。诸药合用，清燥热，益气阴，注重调理肺、脾、胃、肾的功能。

第五节 盗汗

李某，男，59 岁，2020 年 9 月 14 日来诊。患者常年在外打工，近半年来自觉体力明显下降。患者时有夜间汗出症状，醒后即止，间断发作 3 月余，加重 1 周。患者五心烦热，两颧色红，激动善怒，夜间梦多，口渴，舌红少津，脉细数无力。查体：咽红充血，扁桃体Ⅰ度肿大，颌下及颈部淋巴结未触及肿大，心肺听诊呼吸音清，未闻及病理性杂音。肝脾肋下未触及，未触及包块。

中医诊断：盗汗（阴虚火旺证）。

治法：滋阴降火，固表敛汗。

处方：当归六黄汤加减。

当归 15g	生地黄 15g	生黄芪 20g	黄芩 6g
黄连 6g	黄柏 6g	熟地黄 15g	煅牡蛎 20g
女贞子 15g	墨旱莲 15g	乌梅 10g	白薇 15g

5 剂，日 1 剂，早晚分服

按语：寐中汗出，醒后汗自止者，称为盗汗。根据患者症状，可诊断为盗汗。一般情况下，自汗多阳虚，盗汗多阴虚，但是《景岳全书》曰："自汗盗汗亦各有阴阳之证，不得谓自汗必属阳虚，盗汗必属阴虚也。"患者长期在外打工，从事体力劳动，耗气伤阴，虚火内生，阴不敛阳，阴津被扰，不能自藏而汗泄。根据患者症状及舌脉亦可诊断，故予以当归、生地黄、熟地黄滋阴养血，壮水之主，以制阳光。患者体力下降明显，予以生黄芪培补元气，黄连、黄芩、黄柏苦寒泻火，女贞子、墨旱莲、白薇滋阴清虚热，煅牡蛎、乌梅止汗。患者自诉服上方 10 剂后，盗汗症状明显减轻，嘱按原方再进 5 剂，以巩固疗效。

第六节　内伤发热

吴某某，女，32 岁，公司职员，2019 年 4 月 17 日来诊。患者发烧 2 月，就诊于某三甲医院，未检查出病因，前医曾处小柴胡汤、温胆汤、银翘散、荆防败毒散、青蒿鳖甲汤加减无效，最近服的一方为柴胡 15g，黄芩 15g，党参 10g，清半夏 15g，生姜 4 片，大枣 2 枚，炙甘草 6g，蒲公英 15g，银柴胡 15g，焦山楂 10g，焦麦芽 10g，焦神曲 10g。现症见：夜间 1 点半左右即发热，约 39℃，凌晨 3 点左右即开始慢慢退热，每日重复如此，口虽苦但不甚，胸胁胀痛，纳可，二便正常，其余一切正常，舌下络脉迂曲，舌黯红，舌中绛红，脉涩。

中医诊断：内伤发热（血瘀证）。

治法：活血化瘀。

处方：血府逐瘀汤加减。

桃仁 10g	红花 10g	当归 15g	生地黄 30g
怀牛膝 15g	川芎 15g	桔梗 10g	赤芍 10g
枳壳 10g	炙甘草 10g	柴胡 10g	生石膏 30g

水牛角 30g

7 剂，日 1 剂，7 碗水浸泡药材 30 分钟，先大火再小火煎至 4 碗水，三餐后各 1 碗，发热时 1 碗。

二诊（2019 年 4 月 23 日）：已经无发热，上方去生石膏、水牛角，7 剂，日 1 剂，早晚分服。

按语：口苦，往来寒热，胸胁痛，初看确似小柴胡汤证，但为何前医处小柴胡汤加减服 7 付无效，再细看，口虽苦但不甚，关键是脉涩，舌下络脉迂曲，舌黯红，即为瘀血发热，舌中绛红说明瘀血化热，热入营血，处血府逐瘀汤加生石膏、水牛角。

第七节　癌病

医案一：

宋某，男，67 岁，农民，2019 年 6 月 19 日来诊。患者尿血 2 月余，现症见：血尿，腹胀，腰痛，纳差，消瘦，气短乏力，便溏，畏寒肢冷，舌淡苔薄白，脉沉细。家属诉患者于 1 月前诊断为膀胱癌，拒绝接受化疗及手术治疗。

中医诊断：癌病（脾肾气虚，气损及阳证）。

治法：健脾益肾，软坚散结。

处方：大补元煎加减。

人参 9g	山药 15g	生黄芪 30g	熟地黄 15g
炒杜仲 15g	枸杞子 12g	黄精 15g	山茱萸 15g
生白术 15g	海藻 12g	昆布 12g	炙甘草 9g

6 剂，日 1 剂，早晚分服

按语：阳化气，阴成形。癌病是形，其根在气。明代医家张景岳认为"阳动而散，故化气，阴静而凝，故成形"。气化行则形可散，气化滞则形必凝，所以治宜补气养阴。阳的特点是主动，阳有气化功能，可以促进脏腑发挥正常的功能，阳性热，所以可以化阴为气。阴的特点是主静，阴性凝敛，所以可以凝聚而成形。中医认为，生命就是生物体的气化运动，气化运动的本质就是化气与成形。人体的正气是无形的，属阳；精血津液为有形的，属阴。而阴精和阳气可以互相转化，简单来说，阳有化气的功能，可以把机体的物质化为无形的气，因此，阳以功能为主。而阴有成形的功能，可以把外界的物质合成自己的身体物质，因此，阴以形体为主。由精血津液转化为气，要依靠阳的气化作用；由气转化为精血津液，离不开阴的成形作用。

医案二：

林某某，男，68 岁，退休，2019 年 12 月 30 日来诊。患者甲状腺癌淋巴转移，甲状腺切除术后，颈部淋巴结肿大。现症见：术后颈部淋巴结转移，质地硬，活动度差，患者焦虑不安，精神萎靡，大便少，4~5 日一行，不成形，小便正常。脉浮弦滑，舌淡苔腻。

中医诊断：癌病（寒热错杂证）。

治法：温中散寒，养阴清热。

处方：大建中汤合竹叶石膏汤加减。

天花粉 30g	虎杖 15g	淡竹叶 10g	麦冬 15g

党参 30g   花椒 30g   附子 30g   干姜 30g

吴茱萸 10g   肉桂 10g   柏子仁 9g   生牡蛎 30g

炙甘草 15g

7 剂，日 1 剂，早晚分服

二诊（2020 年 1 月 8 日）：患者淋巴结肿大较前缩小，活动度较前好转，大便量多而臭浊，日 2~3 次，精神好，处以上方倍用麦冬、牡蛎，吴茱萸加至 10g，柏子仁加量至 12g，7 剂，日 1 剂，早晚分服。

三诊（1 月 15 日）：患者无淋巴结肿大，大便成形，色泽正常，日 2 次，酌调上方，附子加至 45g，吴茱萸减为 3g，7 剂，日 1 剂，早晚分服。

按语：魏师并未使用抗肿瘤的药物，诸如天葵子、白花蛇舌草、半枝莲、蛇六谷、藤梨根等，而是使用大建中汤加竹叶石膏汤，石膏用天花粉、虎杖代替，去除淋巴系统的代谢产物，并用大建中汤提高能量代谢，柏子仁养肝血。魏师认为癌病的基本病机是寒热错杂，以寒为主，虚实夹杂，其实质是阴寒为本，虚热为标，阳虚为本，阳虚有虚热，中间夹杂着气血痰火湿食郁，也就是邪气，故加入附子驱寒，共同扶正祛邪。一诊后淋巴结肿大较前缩小，活动度好，便出大量浊便，2~3 次 / 日，患者精神佳，状态好。二诊、三诊在原方的基础上找到很好的药物量效关系，使复杂的肿瘤问题简单化，使肿块缩小得以实现。

医案三：

闻某，女，46 岁，教师，2018 年 10 月 17 日来诊。患者患宫颈癌，于 2017 年 10 月 24 日行手术治疗，术后 20 日行化疗，化疗后出现发热不退，屡更抗生素无效，疑为双重感染，叠加抗真菌药物共输注半个月，发热仍不退。体温 38.5℃ ~ 39.5℃，白细胞 2.7×10^9/L，面色红，有烘然发热之感，唇干，神色倦，情绪低落，时悲欲哭，食欲差，自觉从两腹股沟有热气上冲，动辄出汗。舌质淡苔白，脉细而滑数。

中医诊断：癌病（阳虚发热证）。

治法：破阴回阳，宣通上下。

处方：白通汤加减。

附子 90g	干姜 50g	炙甘草 30g	山茱萸 30g
砂仁 10g	人参 9g	葱白 4 支	

3 剂，频饮，不拘一日一剂，如无不良反应每 4～6 小时服一次。

二诊（2018 年 10 月 20 日）：体温在 38℃以下，精神好转，两腹股沟间仍有热气上冲感。上方附子量加至 120g，加五味子 10g，3 剂，服法同前。

三诊（2018 年 10 月 23 日）：患者诉自前天夜热退后再未升高，腹股沟上冲热气消失，面部烘热亦减，出汗减少，食欲稍增，口中黏，大便稀，夜尿多，舌质淡苔薄白，脉沉细。虚阳虽固，元阳仍虚，脾阳不运。上方去砂仁，附子加量至 150g，加白术 15g、肉桂 10g、淫羊藿 30g、菟丝子 10g、覆盆子 20g，7 剂，日 1 剂，早晚分服。

四诊（2018 年 11 月 14 日）：患者自诉服上药后神清气爽，精神倍增。行第二次化疗，期间出现全身酸痛不适，头昏、头闷，睡眠差，倦乏、少气懒言、口淡、涎多，纳差，胃中作痛，舌质淡黯，苔少水滑，脉沉。上方去白术、肉桂、覆盆子，倍用菟丝子，加桂枝 30g、砂仁 10g、生姜 50g、巴戟天 10g，7 剂，日 1 剂，早晚分服。

随后的化疗中，患者虽有不适感，但反应轻微，并在化疗后很快消失，身体恢复很快，共行六次化疗，化验肿瘤标志物转阴。

按语：魏师以白通汤复其元阳，加山茱萸收敛耗散之正气，人参益气生津，配砂仁、炙甘草运中阳以复后天。待热退后，脾肾阳气虚弱之征毕现，则以温补阳气药物迭进，终于收效，阳春一复，冰雪消融。治疗时所采取的祛瘀、祛湿化痰、清热解毒等手段也都是为扶助元阳开辟道路。癌病是目前最难治愈的疾病，预后差，临床可见瘀血、痰湿凝聚、气血衰虚及热毒炽盛等诸多表现，但究其根本的原因，仍是阳虚。阳气受损，造成脏腑功能下降，气化不利，阴邪凝聚，而阴邪的凝聚又进一步造成湿邪化痰，血液运行不畅成瘀，寒湿之邪郁久化热，气化不利呈现气血津液的损伤等一系列错综复杂的局面。中药治疗对减轻放疗、化疗带来的副作用及在改善生活质量、延长生存期限、带瘤生存等方面大有作为。

医案四：

宋某，男，60 岁，退休，2019 年 6 月 12 日来诊。患者中期肺癌术后，放化疗后合并肺部感染、胸腔积液，西药服用克唑替尼胶囊，并合并抗生素及布洛芬治疗，前医处银翘散、桑菊饮、小柴胡汤、三仁汤无效。现症见：体温 38℃ ~39℃，持续两周，持续性咳嗽，咳吐脓痰，腥臭味重，痰多，胸闷胸痛，大便一周未解，小便亦不畅，体形偏瘦，舌苔黄腻，舌下络脉略微迂曲，脉滑数有力。

中医诊断：癌病（热毒痰瘀互结证）。

治法：表里双解。

处方：千金苇茎汤去冬瓜子加全瓜蒌合排脓汤合升降散。

芦根 60g	薏苡仁 30g	桃仁 10g	全瓜蒌 30g
桔梗 15g	白芍 30g	枳实 30g	生甘草 10g
生姜 5 片	大枣 5 枚	大黄 15g	蝉蜕 15g
姜黄 5g	僵蚕 10g		

7 剂，日 1 剂，早晚分服

外用：数支开塞露涂上香油插入肛门，以便通为度。

二诊（2019 年 6 月 12 日）：大便已通，症状缓解，CT 显示胸腔积液减轻，见效守方。

按语：此病证应为中医古籍中所言"癌病"，一派热毒、痰瘀互结之象，宜表里双解，处千金苇茎汤去冬瓜子加全瓜蒌合排脓汤合升降散。

第八节 厥证

李某，女，46岁，职员，2018年8月15日初诊。患者1月前与丈夫吵架后突然昏仆，不省人事，无口中怪叫，无四肢抽搐，经家人呼叫后转醒，醒后如常人，未行诊治。本次发病于半小时前，因家庭琐事与家人争吵，大怒，头晕而痛，捶胸顿足，猝然仆倒，不省人事。家人见危，遂急叫120送至医院。现患者握拳紧固，呼吸气粗，四肢不温，舌质红，苔白腻，脉沉伏，似有似无。

中医诊断：厥证（气厥证）。

治法：开窍顺气解郁。

处方：通关散合柴胡疏肝散加减。

皂角 3g	细辛 3g	柴胡 12g	枳实 9g
香附 12g	青皮 9g	郁金 9g	木香 9g
丁香 10g	钩藤 10g	天麻 10g	石决明 10g

用法：皂角、细辛研细末，和匀，取粉剂吹鼻取嚏，急救催醒。余药以水煎200mL，早晚空腹温服。

按语：患者以突然昏仆、不省人事为主要表现，属于中医厥证范畴，患者肝气郁滞不舒，复受刺激使得气机逆乱，上壅心胸，蒙蔽心窍，故可见突然昏仆，不省人事。患者气机闭塞，则呼吸气粗；阳气被遏，故四肢厥冷，脉伏。故予以通关散，皂角、细辛开窍醒神；予以柴胡疏肝散，枳实、香附、青皮、郁金、木香、丁香理气破滞；患者头晕而痛，考虑为肝阳上亢之征，予以天麻、钩藤、石决明平肝潜阳。

第八章　肢体经络疾病

第一节　痹证

医案一：

牛某，男，33岁，工人，2017年9月4日就诊。患者2011年发现患痛风，6年间左、右足间断交替疼痛，1月前查血尿酸560μmol/L。现左足疼痛，饮食、二便、睡眠可。患者体型偏胖，舌质红，苔白腻微黄，脉滑数。

中医诊断：痹证（湿热下注证）。

治法：清利湿热，疏风止痛。

处方：当归拈痛汤加减。

当归12g	羌活12g	防风12g	升麻6g
泽泻30g	猪苓15g	茯苓15g	虎杖30g
黄芩9g	葛根12g	茵陈30g	苍术12g
生白术12g	苦参9g	党参15g	知母12g
黄柏12g	制乳香6g	制没药6g	炙甘草9g

5剂，日1剂，早晚分服

按语：患者体型偏胖，平素湿热内蕴，或复感风邪，或风湿化热而致风、湿、热三邪合而为患，风湿热邪留滞经脉，气血运行不畅，湿热下注，则脚气肿痛，舌苔白腻微黄，脉滑数乃湿热内蕴之征。治疗宜以祛湿为主，辅以清热疏风止痛。方中羌活、茵陈为君，羌活辛散祛风，苦燥胜湿，且善通痹止痛，茵陈善能清热利湿，《本草拾遗》尚言其能"通关节，去滞热"，两药相合，共成祛湿疏风，清热止痛之功。臣以猪苓、茯苓、泽泻利水渗湿，黄芩、黄柏、苦参清热燥湿，防风、升麻、葛根解表疏风，分别从祛湿、疏风、清热等方面助君药之力。佐以白术、苍术燥湿健脾，以运化水湿邪气，制乳香、制没药活血止痛，所用诸除湿药性味多苦燥，易伤及气血阴津，以人参、当归益气养血，知母清热养阴，能防诸苦燥药物伤阴，使祛邪不伤正。使以炙甘草调和诸药。

医案二：

闫某某，女，37岁，医生，2019年1月14日就诊。患者右肩臂困痛3月余，伴右手无名指、小指酸胀感，活动后可减轻，患者平素工作需较长时间面对电脑，既往查颈椎X线提示"颈椎生理曲度变直"，间断有颈困症状，舌红苔白，脉滑。

中医诊断：痹证（风寒湿痹）。

治法：祛风和营，通络止痛。

处方：蠲痹汤加减。

当归 12g	白芍 12g	羌活 12g	防风 12g
桂枝 12g	桑枝 30g	威灵仙 12g	丹参 30g
葛根 30g	姜黄 9g	制乳香 6g	制没药 6g
陈皮 12g	伸筋草 15g	生甘草 9g	

6剂，日1剂，早晚分服

按语：患者实为因工作导致的颈椎病，以右肩臂困痛为主症，故归属为痹证，患者寒湿偏盛不甚明显，故以祛风通络止痛为主，风邪兼夹寒湿，留滞经脉，痹阻气血，故而疼痛。方中防风、羌活疏风而除湿；当归、白芍活血而和营，血活则风散；姜黄理血中之气，能入手足而祛寒湿，尤长于行肢痹而除痹痛；制乳香、制没药、丹参活血行气止痛；桑枝、威灵仙、伸筋草祛风湿，通络止痛，桑枝尤善治上肢风湿痹证；桂枝、葛根发表解肌，通经止痛；陈皮理气健脾，甘草补气实卫，气通则血活。

医案三：

许某，女，57岁，农民，2019年9月20日初诊。患者慢性腰痛、关节疼痛 5 年余，既往颈椎病病史，疼痛症状反复发作，时轻时重，每遇劳倦后加重。曾行颈椎正侧位片示：颈椎生理曲度变直，项韧带钙化，$C_5 \sim C_7$ 椎间隙狭窄，颈椎退行性变。行腰椎间盘平扫示：腰 5- 骶 1 椎间盘突出并膨出，腰 3-4、腰 4-5、腰 5- 骶 1 椎间盘变性；腰椎退行性变。患者目前自觉颈部发紧不舒，严重时手臂抬举困难，肢体关节疼痛、酸楚，肌肤麻木不仁，形体消瘦，神疲乏力，短气自汗，面色少华，头晕眼花，下肢关节无肿胀。舌淡苔薄白，脉细弱。

中医诊断：痹证（气血虚痹）。

治法：益气养血，和营通络。

处方：黄芪桂枝五物汤加减。

生黄芪 30g	当归 20g	白芍 30g	桂枝 12g
川芎 12g	木瓜 20g	川牛膝 20g	秦艽 12g
姜黄 12g	葛根 30g	生地黄 10g	熟地黄 15g
路路通 15g	桑寄生 15g	杜仲 15g	独活 12g

6 剂，日 1 剂，早晚分服

按语：患者以肢体关节疼痛麻木为主要表现，可诊断为"痹证"，患者久病，耗伤气血，筋脉失养，呈现出气血亏虚的症状，即肌肤麻木不仁，形体消瘦，神疲乏力，短气自汗，面色少华，头晕眼花等，可诊断为气血虚痹，予以益气养血，和营通络治疗。黄芪桂枝五物汤中黄芪益气，桂枝和营通络，当归、白芍养血和营，川芎、姜黄行气活血通络。患者颈部僵硬不适，选用葛根；痛在上肢，选用秦艽、片姜黄；下肢关节痛，选用川牛膝、木瓜、独活引药下行；腰痛选用桑寄生、杜仲补肾强腰。患者血虚症状明显，加生地黄、熟地黄增强补血作用。

第二节　颤证

姚某，女，55 岁，职员，2019 年 10 月 6 日来诊。头部不自主摇动 1 年余，曾就诊于私人医疗诊所，行头颅 CT 平扫未见异常，予以口服中药调理治疗（具体药物不详），自行服药 10 付，自述效不佳来诊。现症见：头摇（患者自诉自己不觉头摇，经外人提示尚能察觉），面色少华，神疲乏力，心悸健忘，眩晕，不伴有肢体颤动，精神及纳食差，睡眠一般。舌淡红，苔薄白，脉细弱。

中医诊断：颤证（气血两虚，虚风内动证）。

治法：补气养血，濡养筋脉。

处方：八珍汤加减。

生白术 15g	当归 15g	白芍 15g	党参 20g
生黄芪 30g	茯苓 10g	熟地黄 15g	炙甘草 10g
陈皮 12g	远志 12g	茯神 15g	五味子 12g
焦山楂 15g	炒麦芽 15g	天麻 10g	钩藤 10g

5 剂，日 1 剂，早晚分服

按语：颤证是以头部或肢体摇动颤抖，不能自制为主要表现的一种病证，轻者可表现为头摇或手足微颤，重者头部振摇大动，或四肢颤抖不止，更甚者，四肢拘急，生活不能自理。《内经》即有："诸风掉眩，皆属于肝。"王肯堂《证治准绳》言："夫老年阴血不足，少水不能制盛火，极为难治。"孙一奎指出气虚、血虚皆能引起颤证。结合本患者属老年体虚，气血不足，筋脉失养，虚风内动，故头摇不能自主，予以益气养血之八珍汤加减。方中党参、黄芪、白术、茯苓、甘草以益气，当归、白芍、熟地以养血。气旺则百骸资之以生，血旺则百骸资之以养。陈皮可理气，使补而不滞。远志、茯神、五味子养心安神。患者总属虚风内动，予以天麻、钩藤平肝息风。患者纳食不佳，予以焦山楂、炒麦芽健胃消食化积。

第三节　腰痛

医案一：

张某某，男，69岁，农民，2017年5月1间日来诊。患者间断腰痛3年余，查腰椎间盘CT示：腰3-4、腰4-5椎间盘膨出，腰5-骶1椎间盘膨出并突出；腰3-4、腰4-5、腰5-骶1椎间盘变性，腰椎退行性变。曾多次予以针灸拔罐理疗症状未见明显好转。本次来诊，患者腰部冷痛，酸胀重着，不能弯腰，腰椎活动受限，痛引后背及下肢，酸重无力，活动时疼痛加重，伴有肌肤麻木不仁、关节屈伸不利、颈项部酸困症状，寒冷、阴雨天疼痛加重。舌淡，苔薄白腻，脉弦紧。

中医诊断：腰痛（寒湿腰痛）。

治法：散寒除湿，祛风通络。

处方：腰痛自拟方。

干姜10g	炙甘草10g	桂枝12g	苍术15g
羌活10g	独活12g	秦艽15g	桑寄生12g
薏苡仁10g	防己10g	木瓜15g	川牛膝15g
路路通15g	当归12g	川芎15g	丹参15g
葛根30g	防风15g	菟丝子15g	生黄芪30g

6剂，日1剂，早晚分服

按语：患者腰痛连及后背、下肢，关节屈伸不利，但以腰痛为主。《证治准绳》言："有风、有湿、有寒、有热、有挫闪、有瘀血、有滞气、有痰积，皆标也，肾虚其本也。……大抵诸腰痛，皆起肾虚，既挟邪气，则须除其邪。"患者冷痛、酸胀重着，为风寒湿邪留着，痹阻经脉。方中干姜、炙甘草散寒暖中，桂枝温经散寒，防风、羌活、独活、秦艽祛风通络；湿邪重着，予苍术、防己、薏苡仁祛湿散邪；痛在下肢，加牛膝、木瓜，且牛膝祛风湿，利腰膝，且能引药入经；患者久病，加当归、川芎、丹参活血通络；颈项部不适，加葛根；黄芪健脾助祛湿；菟丝子补肾益精。

医案二：

杜某，男，84 岁，退休工人，2020 年 4 月 5 日来诊。患者慢性腰痛 10 年余。腰部酸软疼痛、绵绵不已，每因体位不当、天气变化时加重，劳则更甚，卧则减轻，本次因外出受凉后发作，腰部冷痛，酸胀重着，伴头昏目眩，耳鸣，面色潮红，心烦不安，口干咽燥，舌苔厚腻，脉弦细数。行腰椎正侧位片示：腰椎退行性变。

中医诊断：腰痛（肾虚精亏，风湿阻络证）。

治法：补肾为主，佐以祛风除湿。

处方：六味地黄丸加减。

山药 15g	丹皮 9g	桑寄生 15g	熟地黄 15g
茯苓 12g	炒杜仲 12g	泽泻 12g	炒栀子 6g
山茱萸 12g	麦冬 12g	苍术 12g	川芎 6g
木瓜 5g	薏苡仁 15g	炙甘草 6g	

6 剂，日 1 剂，早晚分服

按语：腰痛一证，病因繁多，症状不一。如风痛则痛无定处，寒痛则腰间如冰，湿痛则如坐水中，周身酸重，天阴更甚，外伤有瘀血者，则痛如针刺，昼轻夜重。本次发病，腰部冷痛，酸胀重着，当属风湿外侵为重。结合本案中，患者腰痛日久，中医认为"久病归肾"，患者久病，属肾虚，根据其症状及舌脉，当属肾阴亏虚。由于肾虚，诸邪易侵，加之患者外出受凉，使得风湿之邪乘虚为患，故属肾亏为本，风湿为标的本虚标实证，治当以补肾为主，佐以消风化湿，以六味地黄丸加减，六味地黄丸由熟地黄、山茱萸、山药、泽泻、丹皮、茯苓组成，"三补"与"三泻"共用，补重于泻，以补为主，共奏滋补肝肾之功。桑寄生、杜仲补肝肾，强腰膝，兼能祛风除湿；炒栀子清热除烦；苍术、川芎、木瓜、薏苡仁祛湿散寒；甘草和中。

第九章　外妇儿等杂病

第一节　蛇串疮

医案一：

景某某，女，34岁，麻将馆老板，2020年9月9日来诊。患者发现疱疹半月余，疱疹密集分布于腰胁部（约11、12肋间），诊断为带状疱疹，于某医院住院10天，疱疹经医生挑破、抹药后已经结痂好转，出院后继续口服止痛、营养神经药物，现疱疹部位疼痛，影响睡眠。现症见：疱疹结痂，局部皮肤焮红灼热，其痛如针刺刀割，无法入眠，脉弦滑数。给予患部针灸围刺并放血拔罐后，患者诉疼痛似有好转。

中医诊断：蛇串疮（肝火旺盛证）。

治法：清肝泻火。

处方：龙胆泻肝汤加减。

龙胆草10g	防风6g	石决明30g	丹参30g
赤芍30g	白芍30g	钩藤30g	生甘草6g

7剂，日1剂，早晚分服

二诊（2020年9月16日）：上方服2剂，疼痛好之过半，患处局部皮肤发凉。现症见：患处稍痒，舌淡红，脉弦。治法在清肝泻火基础上加以祛风止痒，处以上方加何首乌12g、白蒺藜15g，5剂，日1剂，早晚分服。

半月后电话回访，称已痊愈。

按语：从疱疹分布的部位看，颞侧、眼、耳前、耳后、胁、少腹，皆属肝经；再则疱疹色鲜红或暗红，周围皮肤焮红灼热，其痛如针刺刀割，脉弦滑数，为肝经郁火致病，方用清肝泻火之苦寒药物为主，肝火泻则痛减。而后患处风痒则治以祛风止痒。

医案二：

常某某，男，65 岁，退休，2020 年 11 月 4 日来诊。带状疱疹后遗痛 20 天，口苦，大便黏滞，有里急后重感，舌淡红偏胖，边有齿痕，脉沉弱。

中医诊断：蛇串疮（邪热逆经，脉络瘀阻证）。

治法：清热调气，活血化瘀。

处方：柴胡桂枝干姜汤。

柴胡 15g	黄芩 10g	瓜蒌 50g	枳实 10g
桂枝 10g	天花粉 30g	干姜 30g	生牡蛎 30g
附子 30g	炙甘草 10g		

7 剂，日 1 剂，早晚分服。以代赭石 50g、硫黄 10g、血竭 10g、冰片 3g，醋调糊状外用。

按语：带状疱疹是由水痘—带状疱疹病毒引起的急性感染性皮肤病。此病毒一般潜伏在脊髓后根神经元中。西医学认为，该病与人体的免疫力息息相关，机体免疫力低下产生不了抗体，导致该病的发生。带状疱疹的后遗症是游走性疼痛。其病毒抑制神经髓鞘，导致细胞水肿，神经末端形成瘢痕，出现永久性疼痛，不可治愈，除非切除阻断损坏的神经。治疗带状疱疹的办法与治疗肿瘤的方法大同小异，即解决病毒生存的环境。经方体系认为，该病属三阴合病引起机体阴寒内盛，有时患者出现红肿热痛的症状，那只是疾病的表象，本质还是寒证。针对带状疱疹，不会是由单纯的寒证引起的，还得有湿气。所以治疗该病，根本上是解决机体的寒和湿。针对阴寒内盛，附子、细辛、吴茱萸缺一不可。我们将太阴、少阴、厥阴的寒气分别从太阳（麻黄汤类方）、少阳（小柴胡汤类方）、阳明（大柴胡汤类方）排出，使邪气有所出。针对湿气，我们利水渗湿即可，使用苍术、茯苓、猪苓等利湿药。可能在个别情况中会出现寒凝血瘀，温阳化瘀畅通络脉，解决微循环、肌筋膜的痉挛。

患者因带状疱疹后遗神经痛就诊，病位在肝胆，为正邪仍纷争于半表半里。气血凝滞，邪热逆经，经气不利，脉络阻塞不通为导致疼痛的主要原因，治疗上应以清热调气，活血化瘀，通络止痛为主。方以柴胡桂枝干姜汤为主，清热调气兼以活血化瘀。热淫于内，以苦发之，故以柴胡、黄芩之苦发传邪之热，以丹参、红花活血化瘀来解发热之源；里不足者，以甘缓之，故用人参、甘草之甘，以缓中和之气；邪半入里则气逆，故以桂枝之辛散之；邪半在表，则荣卫争之，辛甘解之，用姜枣以和荣卫。更有天花粉顾护阴液，牡蛎镇静安神，枳实、瓜蒌去郁除烦，使得邪去不伤正，余邪不入里，配以外敷缓解疼痛效果更好。此外，瓜蒌乃治疗带状疱疹的要药。对于带状疱疹后遗神经痛，以三棱、莪术、石见穿等破血之品及全蝎、蜈蚣、水蛭、地龙、壁虎等虫类搜剔之品开结导滞，直达病所，并加磁石、珍珠母等重镇安神之品，以作为临床参考。对于疼痛剧烈者，佐以乳香、没药、细辛、延胡索、徐长卿、马钱子等现代医学证实有止痛作用的中药，常可收到较好的止痛效果。

第二节　牛皮癣

刘某某，男，51 岁，教师，2018 年 10 月 10 日来诊。患者间断全身泛发型皮屑、红斑、肿胀 25 年，久治不愈，心情烦躁。现症见：全身皮肤布满皮屑，皮色暗红，皮温正常，纳可，眠可，二便可。脉弦滑。

中医诊断：牛皮癣（寒热错杂证）。

治法：调和寒热。

处方：乌梅丸合竹叶石膏汤加减。

柴胡 15g	黄芩 10g	生地黄 45g	牡丹皮 15g
麦冬 30g	淡竹叶 15g	金银花 30g	连翘 10g
细辛 10g	附子 30g	生石膏 30g	生姜 30g
乌梅 30g			

7 剂，日 1 剂，早晚分服，并以药渣擦涂皮损部位

二诊（10月17日）：皮损较前减轻，纳可，眠差，大便偏干。前方去柴胡、黄芩、细辛，加重生地黄60g、生石膏60g，加炮姜15g、炙甘草30g、西洋参15g，10剂，日1剂，早晚分服。

三诊（10月24日）：全身皮屑脱落，皮肤变薄，逐渐恢复正常。嘱其忌食辛辣发物，避风寒，防感冒。

按语：初诊脉象弦滑，为厥阴有寒，少阳有郁热，故以乌梅丸为基础，升发肝阳，柴胡、黄芩散少阳郁热，共解寒热错杂之证；治疗后皮损减轻，但眠差，考虑少阳郁热已散，再服柴胡恐疏散过度，兴奋难眠。故复诊时去黄芩、柴胡、细辛，加大生地黄、石膏用量以强清透之力，改善局部炎性反应，且生地黄可滋肝养肝，降低兴奋性，缓升肝阳，并有通便作用。复诊考虑长期慢性病消耗，身体虚性代偿，以竹叶石膏汤降低应激，并加炮姜温守中焦，炙甘草、西洋参调动太阴脾胃功能，加强代谢，于清透瘀滞邪浊同时滋阴补液，调理脾胃，加之清营汤清营凉血，清除血管炎性产物堆积。全方共奏温中健脾，清营凉血，寒热同调之功，打通并保护血管微循环，排出病理产物。

第三节　粉刺

张某某，男，18岁，学生，2019年7月15日就诊。患者2年前面部、背部开始出现红色丘疹，触之有痛感，部分可发展为脓疱，自行购买消痘类护肤品使用，效果不佳，仍反复出现。患者平素喜食辛辣油炸之物，常口干咽干，大便干结，2~3日一行，舌红，苔黄腻，脉滑数。

中医诊断：粉刺（胃肠湿热证）。

治法：清热化湿，通腑解毒。

处方：茵陈蒿汤合黄连解毒汤加减。

| 茵陈15g | 栀子9g | 黄芩9g | 黄柏9g |

| 生大黄 6g | 蒲公英 20g | 生地黄 20g | 赤芍 9g |
| 玄参 15g | 麦冬 12g | 天花粉 20g | 生甘草 9g |

5 剂，日 1 剂，早晚分服

按语：过食辛辣油腻之品，生湿生热，结于肠内，循经上薰，上壅于面，阻于肌肤而成粉刺；热迫大肠，腑实不通，故便秘；热伤阴津，故口干；舌红苔黄腻，脉滑数，为胃肠湿热之象。方中茵陈清热利湿；黄芩、黄柏清热燥湿；栀子清热降火，通利三焦，引湿热自小便而出；大黄泻热逐瘀，通利大便，导瘀热由大便而下；蒲公英清热解毒；生地黄、赤芍清热凉血；玄参、麦冬养阴生津；天花粉清热生津；甘草调和诸药。

第四节　阳痿

张某某，男，30 岁，个体户。近两年阳痿早泄，就诊于某中医，诊断为肾虚证，处六味地黄丸合五子衍宗丸加减，处方为：熟地黄 30g，山药 15g，山茱萸 15g，丹皮 10g，茯苓 15g，泽泻 10g，枸杞子 20g，菟丝子 15g，盐杜仲 15g，巴戟天 15g，盐车前子 10g，雄蚕蛾 10g，海马 5g。服药 7 剂，阳痿早泄未见减轻，反而遗精严重。又到另一中医处求诊，言前方滋腻生湿生热，心火重肝火重，处方：盐黄柏 12g，盐知母 12g，炒薏苡仁 30g，黄芩 15g，炒白芍 30g，莲子心 5g，龙胆草 15g，柴胡 10g，丹参 15g，珍珠母 30g（先煎），炙甘草 10g，炒酸枣仁 20g，法半夏 12g。服药 2 剂，服后阳痿早泄遗精无改善，反觉胃部经常冷痛，大便滑泻，食欲全无。现症见：阳痿早泄严重，难以勃起，即使勃起，行房前即射精，约两晚遗精一次，手心发热，胃部冷痛，大便滑泻溏稀，畏寒，自汗，口淡乏味，胃纳不佳，无精神，舌尖微红，舌中舌根色淡，苔薄白，脉濡软。

中医诊断：阳痿（中焦虚寒证）。

治法：温中补虚。

处方：小建中汤加减。

桂枝 45g	炙甘草 30g	炒白芍 45g	生姜 30g
大枣 10 枚	麦芽糖^{烊化}30g	炒白术 30g	干姜 15g
党参 30g			

3 剂，7 碗水浸泡药材半小时，先大火再小火煎至 3 碗水，麦芽糖烊化，三餐后各 1 碗。

二诊：胃部冷痛除，大便仍偏溏软，食欲恢复，患者言夫妻生活不和谐，父母盼孙心切，处二加龙骨牡蛎汤合理中汤加鸡内金、山楂，加鸡内金、山楂主要考虑龙骨、牡蛎碍胃，处方如下。

桂枝 45g	炒白芍 45g	炙甘草 30g	生龙骨 20g
生牡蛎 20g	生姜 30g	大枣 10 枚	白薇 10g
炮附子 5g	炒白术 30g	干姜 10g	党参 20g
鸡内金 10g	焦山楂 10g		

14 剂，日 1 剂，早晚分服

三诊：遗精未出现，二便正常，大便稍微溏软，体力尚可，同房可坚持 2 分钟左右，二诊方守方 14 剂。

四诊：阳痿早泄比上一次缓解，脉弦细，精神压力比较大，三诊方去理中汤合四逆散，处方如下。

桂枝 45g	炒白芍 45g	炙甘草 30g	生龙骨 20g
生牡蛎 20g	生姜 30g	大枣 10 枚	白薇 10g
炮附子 5g	柴胡 15g	枳壳 15g	鸡内金 10g
焦山楂 10g			

14 剂，日 1 剂，早晚分服

五诊：同房能够坚持 5 分钟左右，四诊方守方 30 付。

按语：有胃气则生，无胃气则死，当务之急应为缓解胃痛，恢复食欲，而不应在阳痿早泄遗精上下功夫，《金匮要略》原文"虚劳里急，悸，衄，腹中痛，梦失精，四肢酸痛，手足烦热，咽干口燥，小建中汤主之"，故处以小建中汤。前面清热祛湿之方应已伤及脾阳，故大便滑泻，处以理中汤。

第五节　阳强易举

余某某，男，35岁，公司职员，2020年5月6日来诊。患者阳强易举，与其夫人一晚同房5次仍不满足，持续一个月，其夫人厌倦，即开始频繁手淫，第一个医生处龙胆泻肝汤加减：龙胆草10g，栀子10g，黄芩15g，泽泻15g，车前子20g，黄柏10g，柴胡5g，甘草5g，当归10g，生地黄20g，白芍15g，玄参15g，服药后阴茎完全起不来。后又改用六味地黄汤加减：熟地黄20g，山药15g，山茱萸20g，牡丹皮15g，泽泻15g，菟丝子15g，巴戟天20g，杜仲15g，续断10g，服药后阴茎又开始易举不倒。现症见：阴茎不分时间一直不倒，白天则面红发烫，犹如化妆，口渴不苦，大量饮水仍觉口渴，头皮经常长疮，大便比较干硬，小便黄，小便时尿道灼热，膝盖以下冰冷，舌干红无苔，脉虚大而数但有根。

中医诊断：阳强易举（肾阴亏虚证）。

治法：益阴增液。

处方：三才封髓丹加减。

| 熟地黄90g | 巴戟天30g | 天冬30g | 麦冬30g |
| 茯苓15g | 五味子6g | | |

3剂，日1剂，8碗水浸泡药材一小时，先大火后小火煎至3碗水，三餐后各1碗。

二诊（2020年5月11日）：阴茎能够收缩自如，但夜晚仍然会勃起一两个小时，处六味地黄丸服用一个月，一日三次。

按语：面红发烫，犹如化妆，膝盖以下冰冷，肾阴亏虚，龙雷之火浮越。阴虚并不一定表现出传统认为的五心烦热，而可能表现出上热下寒这一证候，魏师以为，此种上热下寒用小柴胡汤、柴胡桂枝干姜汤、乌梅丸治疗基本无效，反倒三才封髓丹治疗效果比较好，但仍有所欠缺，此种上热下寒用李可引火汤效果可能是最好的。口渴不苦，大量饮水仍觉口渴，头皮经常长疮，大便比较干硬，小便黄，小便时尿道灼热，亦是使用引火汤一大特征。

第六节　油风

康某某，女，24岁，在读研究生，2019年8月7日来诊。患者近年脱发严重，近乎秃顶，西医治疗无效，前医处十全大补汤加桑叶、侧柏叶：党参15g，肉桂5g，川芎10g，熟地黄30g，茯苓15g，生白术15g，炙甘草10g，生黄芪30g，全当归10g，炒白芍15g，桑叶30g，侧柏叶15g，服用30剂无效。现症见：头发干枯萎黄，一星期不洗头也不觉得油，面色发黄，月经量少但不痛经，怕冷，口淡乏味，二便正常，睡眠还可，舌体淡白无血色，舌苔薄，脉沉迟弱。

中医诊断：油风（气血亏虚证）。

治法：温补气血。

处方：十全大补汤加减。

党参15g	肉桂5g	川芎10g	熟地黄30g
茯苓15g	生白术15g	炙甘草10g	生黄芪30g
全当归10g	炒白芍15g	炮附子15g	枸杞子15g
盐补骨脂15g	酒菟丝子15g	淫羊藿15g	

10剂，日1剂，4碗水浸泡药材一小时，先大火后小火煎至1碗水，第二次加3碗水，煎至1碗水，混合药液，三次分服。

外用：牛角梳每日梳头30分钟。

二诊（2019年8月17日）：头顶可见生银白色细发，皮肤亦稍有光泽，守方10剂，外用继续。

三诊（2019 年 8 月 27 日）：已新生稍硬黑发，头发也比较有韧性，守方10 剂，外用继续。

四诊（2019 年 9 月 6 日）：新生黑发大概有 6 厘米（约 2 寸）长，因不方便煎药，处中成药十全大补丸，一次 9g，一日三次，服用三个月，外用坚持。

按语：四诊见患者一派虚寒之象，若处经方，应处温经汤，若处时方，十全大补汤亦十分契合病机，服药 30 剂亦应该收效明显，为何却不见效？盖虚寒之体却加入桑叶、侧柏叶两味寒凉之药，不加辨证，误认为桑叶、侧柏叶为生发专药。魏师将桑叶、侧柏叶除去，余药不变，再加 15g 炮附子，取其通行十二经，无处不达，温养气血。《黄帝内经》中言，"肾主骨生髓，其华在发"，故汤剂再加山西灵石李可肾四味。

第七节　目干

邢某某，男，20 岁，学生，2020 年 7 月 15 日来诊。患者经常眼干涩，视力 4.1，近 2 个月眼干症状加重，前医处方大多数为杞菊地黄丸、五子衍宗丸、沙参麦冬汤加减等清肝明目、滋阴补肾的方药，未有一方奏效。现症见：眼睛虽然干涩疼痛，但一直流出黄白色分泌物，大便平素一日四五次，小便正常，服地黄丸这类比较滋腻的中药时还会反胃想吐，食欲不振，由下蹲位转为站立位时，头晕明显，舌苔腻，舌体正常，脉沉滑。

中医诊断：目干（痰饮内停证）。

治法：温阳化饮，健脾利湿。

处方：茯苓桂枝白术甘草汤。

茯苓 45g　　　　　桂枝 15g　　　　　生白术 45g　　　　　炙甘草 12g

7 剂，日 1 剂，早中晚分三次服用

医嘱：少吃甜食、肥肉等易生痰饮之品。

二诊（2020 年 7 月 22 日）：服药后胃肠部没有不适，眼睛干痛稍有改善，分泌物少许，将茯苓、生白术改为 60g，7 剂，日 1 剂，早、中、晚分三次服用。

三诊（2020 年 7 月 29 日）：眼睛干涩疼痛较上次有改善，无分泌物，守二诊方 7 剂，日 1 剂，早、中、晚分三次服用。

四诊（2020 年 8 月 5 日）：患者诉上学煎药不太方便，乃处一散剂：茯苓 240g，生白术 240g，桂枝 60g，炙甘草 48g，打细粉，每次 6g，一日 3 次，饭后服。

五诊（2020 年 8 月 12 日）：视力从 4.1 改善到 4.8，说明青少年假性近视完全可以单纯中医药治疗，继续散剂治疗。

按语：前医从肝开窍目，眼干即为阴虚出发选用杞菊地黄丸、五子衍宗丸、沙参麦冬汤，未有一方奏效，反而出现胃部不适症状，愚决定从《伤寒论》原文"起则头眩……茯苓桂枝白术甘草汤主之"入手，眼睛一直流出黄白色分泌物，大便平素一日四五次，舌苔腻，脉沉滑，亦说明内有痰饮，选用苓桂术甘汤。

第八节 月经后期

医案一：

张某，女，35 岁，护士，2019 年 4 月 22 日就诊。患者 2 年前生产一子，产后 3 个月来经，此后每次月经周期均有延后，约为一个半月至两个半月不等，月经量少，色淡，时有头晕心慌，潮热心烦，睡眠不实。于我院查血红蛋白 108g/L，妇科 B 超未见明显异常。面色白，舌淡苔薄白，脉细。

中医诊断：月经后期（血虚证）。

治法：补血益气调经。

处方：大补元煎加减。

红参 9g	山药 15g	熟地黄 15g	杜仲 15g

当归 12g	山茱萸 12g	枸杞 15g	女贞子 15g
地骨皮 12g	远志 15g	五味子 15g	炙甘草 9g

5 剂，日 1 剂，早晚分服

按语：营血亏虚，冲任不充，血海不能如期满溢，故月经周期延后；营血不足，血海虽满而所溢不多，故经量少；血虚赤色不足，精微不充，故经色淡红；血虚不能上荣于头面，故头晕，面色白；血虚不能养心，故心悸睡眠不实；舌淡脉细为血虚之象。方中红参大补元气，气生则血长；山药、甘草补脾气，佐红参以滋生化之源；当归养血活血调经；熟地黄、枸杞、女贞子、山茱萸、杜仲滋肝肾，益精血，取补血贵在滋水；地骨皮清虚热；远志、五味子交通心肾，宁心安神。

医案二：

薛某某，女，40 岁，职员，2019 年 9 月 2 日就诊。患者半年前开始出现月经推迟，40~50 日一行。月经量偏少，色暗红，有小血块，经期小腹胀痛，乳房胀痛。患者平素工作较繁忙劳累，心情时有不佳。此次月经已两个半月未行，于我院妇科查尿妊娠试验阴性，舌红苔薄黄，脉弦数。

中医诊断：月经后期（气滞证）。

治法：理气行滞调经。

处方：乌药汤加减。

乌药 9g	香附 12g	木香 9g	当归 12g
川芎 15g	丹参 15g	延胡索 9g	柴胡 12g
郁金 9g	川楝子 9g	王不留行 15g	生甘草 9g

5 剂，日 1 剂，早晚分服

按语：心情不佳，抑郁伤肝，疏泄不及，气机不畅，血为气滞，血海不能按时满溢，故经行后期，经量减少，或有血块；肝郁气滞，经脉壅阻，故小腹、乳房胀痛；脉弦为气滞之象。方中乌药、延胡索理气行滞止痛；香附疏肝理气，木香行脾胃滞气；当归养血活血调经，川芎、丹参活血调经；柴胡、郁金、川楝子、王不留行疏肝解郁，理气通络止痛；甘草调和诸药。

第九节 痛经

郭某某，女，23岁，个体经商，2019年12月2日就诊。患者约3年前开始出现痛经，月经来前1~2日开始小腹痛，月经来后痛减，疼痛时用暖水袋可稍减轻，月经量少，经色暗红，有血块，月经周期基本正常，曾于某医院行腹部B超，未见明显异常。患者平素常手足冰凉，怕冷，舌淡黯苔白，脉沉紧。

中医诊断：痛经（寒凝血瘀证）。

治法：温经散寒，化瘀止痛。

处方：少腹逐瘀汤加减。

小茴香 9g	干姜 6g	延胡索 9g	吴茱萸 6g
没药 6g	当归 12g	川芎 12g	赤芍 12g
蒲黄 12g	五灵脂 9g		

3剂，日1剂，经前疼痛时早晚分服

按语：寒凝子宫、冲任，血行不畅，故经前疼痛；寒得热化，瘀滞暂通，故得热痛减；寒凝血瘀，冲任失畅，故经色暗而有块；寒邪内盛，阻遏阳气，故肢冷畏寒；舌淡黯苔白，脉沉紧为寒凝血瘀之象。方中小茴香、干姜、吴茱萸温经散寒止痛；当归、川芎、赤芍养营活血；蒲黄、五灵脂、没药、延胡索化瘀止痛。

第十节 面瘫

王某某，女，66岁，农民，2019年11月7日来诊。既往多次因"脑梗死"住院治疗，有高血压、脂肪肝病史。此次来诊，患者于2天前感觉左侧面部不适，后发现口角向右下方喝斜，伸舌居中，左侧额纹变浅，左侧抬额、皱眉困难，左侧眼睑闭合不全，左侧鼻唇沟浅，鼓腮漏气，双侧痛觉对称，无耳后疼痛，舌淡苔白，脉弦。

中医诊断：面瘫（风痰阻络证）。

治法：祛风止痉。

处方：牵正散加减。

白附子 6g	当归 12g	天麻 9g	丹参 15g
炙麻黄 6g	姜半夏 9g	僵蚕 9g	全蝎 3g
熟地黄 15g	厚朴 12g	干姜 6g	陈皮 12g
生甘草 9g	吴茱萸 9g	乳香 6g	没药 6g

5剂，日1剂，早晚分服

按语：根据患者主要症状，属于中医诊断"面瘫"，足阳明之脉夹口环唇，足太阳之脉起于目内眦，阳明内蓄痰浊，太阳外受风邪，风热循经阻于颜面经络，则经隧不利，筋肉失养，则弛缓不用；无邪之处，气血运行通畅，筋肉相对而急，缓者为急者牵引，故口眼喝斜。故治以祛风、化痰、通络，以牵正散加减，方中白附子辛温燥烈，入阳明经而走头面，以祛风化痰，尤善散头面之风；全蝎、僵蚕均能祛风止痉，其中全蝎长于通络，僵蚕能化痰，可通络止痉；加天麻可祛风止痉；丹参、乳香、没药可搜风化瘀通络；当归、甘草可化痰和血；配伍陈皮、厚朴化痰行气。

第十一节　小儿厌食

魏某某，男，3岁，厌食3月余。患儿纳差，经常拒食，食则吐，面色萎黄，倦怠，易出汗，大便溏薄，舌淡胖有齿痕，脉细无力。

中医诊断：小儿厌食（脾胃气虚证）。

治法：健脾理气。

处方：异功散加减。

党参 9g	生白术 9g	茯苓 9g	陈皮 9g
佩兰 9g	砂仁 9g	炙甘草 6g	鸡内金 6g
神曲 6g	焦麦芽 6g	炒谷芽 6g	炮姜 9g
肉豆蔻 9g	生黄芪 9g	防风 9g	细辛 1g
白芥子 1g			

上药按上述比例研细末，姜汁、凡士林调糊，敷于脾俞、胃俞、足三里、中脘，每日1次，每次1~3小时，疗程为2周。

按语：诱发厌食的因素很多，魏师认为其根本在于"脾胃运化失常"，相对成人，小儿脏腑娇嫩，形气未充，脾常不足，易虚易实，而致脾失健运，胃不受纳。本案所用腧穴，胃经下合穴足三里配募穴中脘，功在调理阳明胃肠气机，顺畅通降功能，升发脾胃之气而健脾助运；脾胃经气输注之背俞穴脾俞、胃俞，兼具醒脾健运，开胃助化之功。本案所用方药为异功散加减，其中四君子汤的党参、白术、茯苓、甘草健脾益气，且具有拮抗自由基损伤，增强免疫力，促进代谢，增强味觉敏感度的功能；神曲、焦麦芽、炒谷芽、鸡内金消食健胃助消化；栀子清热解郁；陈皮、佩兰、砂仁行气宽中，醒脾助运，且研究表明砂仁水提液可明显加强离体肠管的节律运动，显著增加大肠管收缩幅度并加快收缩频率，从而促进胃肠蠕动；并以细辛、白芥子加强药物透皮吸收力度。本案综合中医临床常用治疗方法，选用随证口服中药作为穴位贴基础方，经过穴位和药物的双重刺激作用，不仅疗效显著，且治疗过程中患儿配合良好，家属亦容易接受。